致力于中国人的教育改革和文化重建

立 品 图 书·自觉·觉他
www.tobebooks.net
出 品

杨炳忻
杜嚣

主编

医学的未来

THE FUTURE
OF MEDICINE

对科学与玄学的超越

中国友谊出版公司

图书在版编目（ＣＩＰ）数据

医学的未来 / 杨炳忻，杜嚣主编． -- 北京：
中国友谊出版公司，2016.10
ISBN 978-7-5057-3865-2

Ⅰ．①医… Ⅱ．①杨… ②杜… Ⅲ．①医学—文集
Ⅳ．① R-53

中国版本图书馆 CIP 数据核字 (2016) 第 236113 号

书名	**医学的未来**
作者	杨炳忻　杜　嚣
出版	中国友谊出版公司
发行	中国友谊出版公司
经销	新华书店
印刷	三河市华晨印务有限公司
规格	787×1092 毫米　16 开
	17 印张　215 千字
版次	2017 年 2 月第 1 版
印次	2017 年 2 月第 1 次印刷
书号	ISBN 978-7-5057-3865-2
定价	48.00 元
地址	北京市朝阳区西坝河南里 17 号楼
邮编	100028
电话	(010) 64668676

主编序言

首届"未来医学论坛"于 2015 年秋在杭州举办。论坛倾注了许多同道的心血。论坛的名字取为"未来医学论坛",目的是试图跳出现有中医、西医治疗的局限性。我们认为,每个医疗体系都有自己的精华和局限,如何实现质的飞跃,进入更高的层次,是摆在每一位医疗工作者、每一个医学体系面前的重大问题。面对未来,我们需要跳出原有的思想、生活和学术圈,以旁观者的角度体会不同文明体系和知识体系的碰撞,只有碰撞和交流才能产生和吸收新的营养。任何一个现有医学系统都不是最优的,单纯在系统之内的相同认知基础上产生出来的知识体系一定有所局限,这就是我们邀请不同领域、不同文化背景专家齐聚一堂的原因。我们相信,尽管我们来自不同的医疗体系,拥有独立的文化背景和发展阶段,但通过不断地冲突和融合后,自然会产生新的、更加清晰的未来。

当今社会,经过专业化分工后,人的专精能力很强,广阅能力很弱,而这种状况对社会、对科学的发展都会产生很大的负面作用。若是每个人都仅仅局限在成为某一类、某一领域的专家,必然对相互的理解、社会的通融、科学的发展都会带来很大的问题。这就是我们发起论坛的初衷,我们希望通过把不同背景的专家、教授聚合在一起,借助每个人的学识,通过相互的交流、摩擦、碰撞,产生思想的火花,共同把未来医学的发展方向看得更清楚,同时实现论坛的三个超越:

第一是东方智慧和西方科学联合碰撞的超越,第二是自然科学和社会科学联合碰撞的超越，第三是人类躯体和宇宙整体大系统联合碰撞的超越。这些超越会使我们的专家、我们的体系，发展到比现存任何一个固有体系都强大的阶段，我们的"未来医学论坛"将有望成为一个对整个人类文明发展进程，不断提问、反思、包容、争论的枝繁叶茂的论坛，它将拥有一个光辉灿烂的明天。

杨炳忻　杜罡

2016 年 7 月 6 日

目 录

第一部分　演讲

第二部分 讨论

第一部分

演　讲

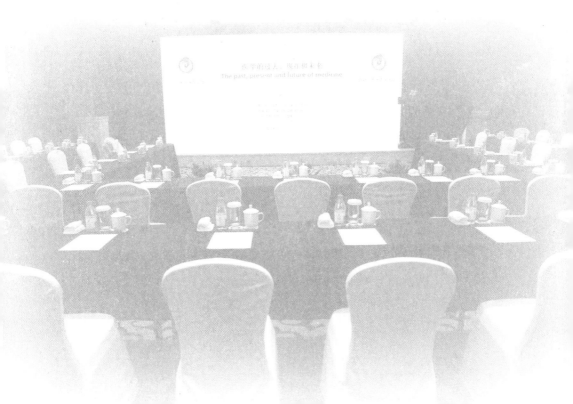

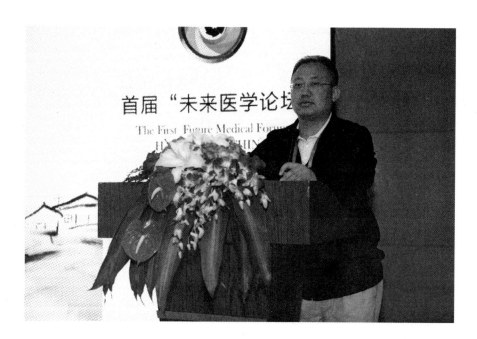

杜 嚚

一、未来医学的大图景

作者：杜　罴（浙江天景生公益基金会理事、浙江远达公益基金会顾问、浙江文
德公益基金会顾问、未来医学论坛发起人）

首先，欢迎大家从各地来参加这个会议。这个会议吸引大家来的，我想最主要是"未来医学"这几个字。未来医学或者医学的未来，是我们所有从事这个行业的人共同关心的话题。我本人作为天景生基金会的代表，也非常关注这个话题，我一生最重要的就是发起成立天景生基金会。

1. 天景生的使命

首先，我来讲讲"天景生"这个名字的来历。这个名字一般人听起来觉得有点怪。我给大家讲个故事，当基金会成立之初，我还住在山上。为了体会古代读书人的生活，我一直住在山上读书，一般都在晚上子时以后就起来读书。大概在凌晨两三点的时候，我还在想这个名字，就出来散步，突然看到一个非常奇怪的景象，我头顶左边的天空都是星星，满天繁星，但是右边却一颗星星都没有。

我是学理工科出身，是一个理性思维的人，所以这种情况是远远超出正常人的理解。当然我当时没有任何的玄学或者神秘主义的想法，我只是认为宇宙非常奥妙，完完全全超出我们的想象，这就是"天景生"名字的由来。

当你离开了城市，离开了你具体的名字、职务、生存状态以后，就会淡化所有人类社会具有的东西。在山里面，你会感觉到什么呢，这个天空三千年前是这样，一万年前也是这样，两千年以后还是这样。对于生活在地球上的人，不同国家的人，唯一共同的是：头顶的天空是一样的。现代的学问，都是一个有前提假设的学问。但其实地球上 60 亿人口，每个人长得都不一样，唯一一样的就是处于共同的环境。

为什么要讲天空呢，这是"天景生"的主题。天景生基金会做的事情，就像天空一样，做一个衬托、一个背景。这个衬托和背景是让所有的学者、专家，阐述不同的理论、不同的思想，在天空像星星一样闪耀。我们该做的事，就是以众人之力成众人之事，就像天空一样。我们没有自己的观点，或者不需要自己的观点。只有这样，才是我们基金会该干的事，我们基金会十分开心来承担"未来医学论坛"，因为它是我们的使命。

2. 超越玄学和科学

玄学和科学是个非常大的题目。我为什么要讲它，是因为现成的医学如阿拉伯医学、蒙古医学、维吾尔族医学、中医和西医都有涉及。

大家认为中医是比较玄学的系统，西医更像科学。玄学跟科学的源头在哪里呢？所有文明的起源其实都是巫史的文明。所有的文明按现有的历史考古来看，都经历了氏族社会。氏族社会最不能缺少的就是巫，或者说巫师萨满。在周朝之前乃至商代，是一个人主持国王的祭祀；在黄帝内经的时代，黄帝其实是一个最大的祭祀或者巫师；到周代以后开始有了史官。大家都认为玄学是说不清的学问，就像中医一样，中医能治好病，但是确实很难用科学的语言把它表述得很清楚。这就给很多人造成模糊的印象，认为它是经验科学，或者说是师父传给徒弟的接近艺术性的东西。我简单地称为先验性的文明或者叫神创的体系，在中国、古印度都有。

从《黄帝内经》《伤寒论》这些文献来看，中医应该属于或者接近神创的系统。但是中国文化里的神，跟西方翻译的神其实是不一样的。中国所有的神仙，几乎都是有名有姓，都是具体的读书人，而且都有自己所谓的修炼修行的轨迹，我们是能讲得清楚的。也就是说，所谓的神，在《黄帝内经》里有真人、至人、圣人，都是人，并不是不可理解的、神乎其神的神。所谓的神创，其实也是人创。西医大夫，比如说做手术的医生，是有非常多的训练，包括欧洲最早的全科医生，拿一个小片，一轧舌头就知道得了什么病，或者拿听诊器一听，就知道是一个什么状态。这个不能说它不科学，它和现在说的修行一样，都是专业训练。

所谓的内证，人们都觉得它是很神秘的事。但古代的中医很多都有内证的基础。比如大家讨论经络是不是存在，包括做了很多解剖的实验，其实是毫无意义。因为对有能力的人，经络就像血管一样存在，没有人论证过。到现在都没有人论证过血管是存在的，因为大家都知道血管是存在的。也就是说，先验性科学，或者科学性科学，本身没有区别，这个世界都是先验性的科学。

3. 中西医的历史

上面罗列了很多中西医的历史，发现西医是当时欧洲的原住民用的日常医学，后来因为经历文艺复兴和工业革命，加上了很多现代科学的成分。大概在一百多年前，欧洲才有行业协会，以前西医没有独立的行业协会，他们跟理发师归为一类。因为当时认为西医是一件很野蛮的事情，都是拿锯去锯别人的腿，所以那时西医的社会地位是非常低的。现在的西医科学，借助科

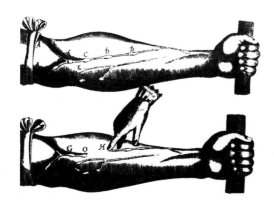

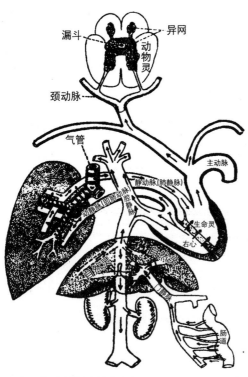

1946 年由医学史学家辛格（Charles Singer）
对盖伦生理结构的图解。

学的工具和科学的理论提升了西医的地位。现在科学在不断进步，但不一定就是好事。

从西医的历史来看，西医真正的发展是最近这几十年的事情，是一种非常年轻的医学。当然我们认为它也是一种非常有潜力的医学。因为科学是工具，所以西医在过去得到很大的发展，但医学哲学上没有很大的进步。到现在为止，还是停留在笛卡尔的解剖学、哈维的血液循环理论，这些其实已经远远落后于现代医学面临的问题。问题已经远远跑在了哲学的前面。因为现在很多新的技术，或者互联网大数据的发展，西医可能会发现和面对更多的问题，也会解决更多的问题。那时，中医和西医是很难分清楚界限的，因为在大数据面前，需要得出正确的结论，正确的结论会指引解决前面的这些原因，当然我认为西医将来会比中医更有优势。

4. 形态科学与能量科学

中医和西医，我认为是没办法结合的两个系统。因为研究的标的和治疗方法是不同的，但共同的是需求。中医研究是天地人的系统，包含宇宙的问题；西医研究的是人体，或者以人为主的系统，乃至更细分到器官与组织。所以需要得出来一个结论，与其说中西医结合，不如中医跟现代科学的结合。

人创科学和神创科学到最后都是人创造的。从我最喜欢的哲学家维特根斯坦那里知道"科学最重要的是语言问题"。维特根斯坦对现代文明体系有很多批评，其中主要的批评是语言表述不清楚。医学没有基础的医学表述语言，比如说化学物理有形状、颜色、气味，因为有量子科学和量子的工具，现在也发现了越来越多眼睛看不见的东西，但是确定是存在的。比如说，现在的医学对肿瘤的描述还停留在尺寸、颜色、形状，其实它每天都在变，对它的描述是非常不科学的。我举个例子，比如说描述一棵树，我们不能简单地说这棵树的形状、颜色，因为它在不同的时间，如白天、黑夜，或者说在不同的季节，是完全不一样的。如果我们简单地用这种语言，其实是说不清楚的。

现代化带来很多工具，是开启微观世界的一把钥匙。中国古人讲的是宏观跟微观，这些古代的智慧，我们原来是听不懂的。现在借助仪器进到微观世界里，就会发现很多中医原来说的智慧，现在都可以理解了。

5. 未来医学是精确的科学

精准医学是大家都提到的话题，我认为精准医学不应该表现在治疗方式上，应该表现在的需求方式上。我不知道现在医院对重病的治愈率是多少，但是肯定过程是不可控的。不论是中医和西医，都不能确认他会在哪一天好，他会在哪一天什么样，哪一种病会治到什么样的效果。如同我们去装修房子、盖房子一样，那是非常完美的科学，或者起码像应用学科。

目前来看，医学跟工程学、材料学或者建筑学相比，其实是更不像科学的东西。我说一个比较极端的例子，比如说现在盖房子，如果说有百分之四十的概率会盖塌，估计是没人能接受的。但是如果去医院，治不好的概率其实还要高。我们需要一些能够说清楚的医学和医学系统。如果生病的例案，像一道数学题一样，我们对药物和手术就没有那么依赖。

6. 对未来医学的憧憬

我认为未来的医学是没有答案或没有方向的。现在我们生活在一个专业化的社会里，专业化分工越分越细，互相没有办法表述。所以就看不清楚未来会走到哪里。

这也是论坛所有专家的使命。想要得出一个反专业化的结论，就必须把所有专业化的专家集中在一起。就像一个拼图游戏，每个行业的精英像组成拼图的碎片。如果大家集合在一起，这个拼图就会看得比较清楚。未来一定是不会很清晰的中医或者西医，它一定是集合所有优秀精华的医学。希望未来的中医更加科学化、更加医学化。

我很多观点是很激进、很冒失的，因为我们更希望年轻人能够带来一些更尖锐的东西，能够带领社会往前走。当然了，在这里我向所有的前辈做一个说明，这只是我自己一些不成熟、冒失的想法，希望能给大家带来一些启发，谢谢大家。

（原演讲题目是《同一片天空下不同定义域的医学系统》）

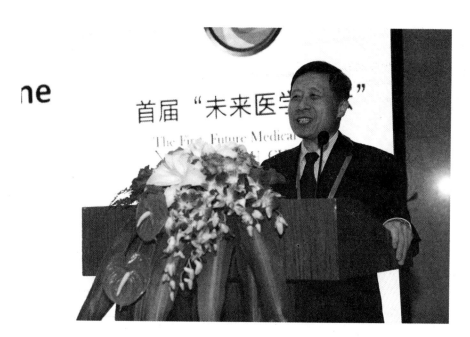

刘德培

二、医学的过去、现在和未来

作者：张阳　张祝琴　刘德培　中国医学科学院基础医学研究所　北京协和医学院基础学院　医学分子生物学国家重点实验室

关于这个题目，我很担心自己是否能胜任。大家知道在北京有三位老专家，他们分别懂得过去、现在和未来，并且已经在雍和宫住了很多年，但这次航空公司不给他们办机票，说他们明显超重，所以我才来了。可我怕自己是滥竽充数。今天论坛把我放在这个位置，希望能借此抛砖引玉，但我可能只贡献给大家几块土坯吧。

1. 医学溯源

回顾整个医学发展历程，我们约摸可以将其分为原始医学、古代经验医学、近代实验医学、现代医学几个阶段。早在公元 600 万 –400 万年前，人类诞生早期，先民们就具备了简单的伤口处理等医疗知识。但真正意义上的医学是伴随着部落的形成和国家的建立而产生的。公元前 3500 年左右，两河流域孕育了古巴比伦王国，随后尼罗河流域、黄河流域以及恒河流域分别诞生了古埃及、古中国和古印度，它们共同隶属于"大河文明"，最早建成奴隶制国家，也最早形成医学体系[1]。

我们通常所说的西方医学则起源于希腊和罗马，它们继承发展了此前古埃及和古巴比伦的医学。但随着罗马帝国的瓦解，西欧进入了长达一千年的

"黑暗时代"。阿拉伯医学则在此时大放异彩，不仅全盘吸收了希腊罗马经典，更将其文化向世界传播，架起了亚欧大陆交流的桥梁。古代中国对外往来频繁，通过佛教东传、经营西域、文化访问、军事扩张等手段，同印度地区、阿拉伯地区、欧洲国家等进行了一个大范围的医学融合[2、3]。

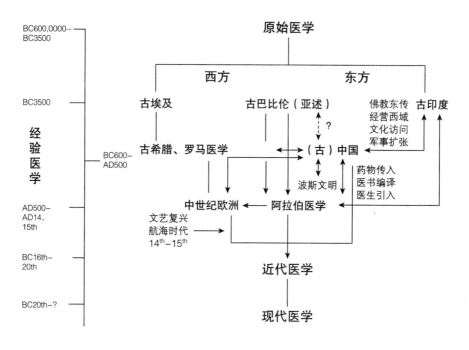

图 1.1

1.1 传统中国医学

华夏文明上下五千载，璀璨纷呈，尤其是诞生了独树一帜的"传统中国医学"。在幅员辽阔的国土上，除去大家熟知的传统中医学以外，还有灿烂的民族医学，譬如自成一体的蒙医、藏医、维医等。以传统中医学为例，梳理其发展脉络，大概可分以下几个时期：先秦至两汉形成系统的知识理论体系；魏晋南北朝隋唐时期积累了大量临诊实践经验；到宋金元时期，理论不断深入细化，流派众多；此后明清两代不断地延续和创新，最后从清末民国至今天的中西医学碰撞，二者相映生辉[4]！

最早，医术和巫术没有截然之分。《山海经》中载道"有灵山，巫咸、巫即、巫盼、巫彭、巫姑、巫真、巫礼、巫抵、巫谢、巫罗十巫，从此升降，百药爰在"[5]。实际指出了远古时期的巫师扮演了医师的角色。但随着文明的进步，巫和医在春秋战国时期逐步分家。《素问·五脏别论》[6]当中就明确表明"拘于鬼神者不可与言至德"，大意就是那些信奉鬼神的人不值得跟他们探讨医学这门高深的学问。巫医分家意义深远，此后不久在朴素唯物主义的指导下逐步构建起一套传统中国医学体系。

从古代中国医学发展史中，我们大概可归纳出以下三大特点：一是实践丰富。《淮南子·修务训》[7]中记载了上古时代流传的"神农遍尝百草，一日而遇七十毒"的传说；此外，经络腧穴理论、针灸等来源于我们祖先通过揉按、捶击或者用楔形石块扣击身体来缓解疼痛的早期实践。二是存在哲学的指导。如"阴阳五行"学说，强调阴阳之间可以消长平衡，相互化生；《素问·至真要大论》[6]中论述的"壮水之主，以制阳光；益火之源，以消阴翳"就是典型例子；其次利用朴素的自然哲学观，提出了"有诸内必形诸外"的诊病理念。最后，中国医学注重兼收并蓄，同波斯、阿拉伯、印度、罗马以及其他少数民族等进行了充分的医学交流。从药物来看，引入了芳香类药物（沉香、檀香、安息香、乳香等）、动物药（羚羊角、龙涎等）、矿石药（石硫磺、密陀僧等）。《唐本草》[8]中有记载，东罗马特使进贡了一种称之为"底野迦"的药物，实际上就是今天所说的鸦片。古代中国最早的药物剂型以丸膏散汤为主，但随着阿拉伯文化的传播，芳香挥发剂、滴鼻剂、油剂、糖浆剂等大行其道。尤为一提的是一种利用自阿拉伯传入的蒸馏技术制备"蔷薇露"的方法，《本草纲目拾遗》[9]中记载到它有"温中达表，解散风邪；散胸膈郁气"

的疗效。医学理论上，由于佛教"五明"当中就有"医方明"，因此佛教东传实际上也涵盖有印度医学理论的传播。唐代的《千金方》[10]中就有阿拉伯以及印度养生的论述，更有甚者，唐代《海药本草》的编纂者李珣的祖籍是波斯。明初的《回回药方》则是一部大型的成书于中国的伊斯兰医学经典。除了药物和理论的交融以外，还有大量医生引入古代中国，像原安息国太子即东汉的安士高，晋代的耆域、佛图澄等均是医术高超的僧医；元代回回医药司的爱薛回回、京师回回医药院的萨喇更是御医；此外元代的军医以及明清的传教士中有相当多的"外国医生"。鉴于以上特点，古代中国医学才愈为弥足珍贵！昔人不远，"医道"历久弥新。

约公元前541年，秦医缓和提出了六"气"（阴阳风雨晦明）致病，后发展成为通常所说"六淫"（风寒暑湿燥火）致病。公元前五世纪左右，出现了相传秦越人扁鹊所作的《难经》[11]，其中系统地阐述了四诊合参（望闻问切）。随后，约公元前400年，集大成之作《内经》成书，归纳了先秦以前的阴阳气血、脏腑经络等学说。东汉时期，连年混战，瘟疫不断。医圣张仲景"勤求古训，博采众方"，著述出了《伤寒杂病论》[12]，精辟地发挥运用了八纲辩证、六经辩证等。此外，大约东汉之前成书的第一部药物学著作《神农本草经》[13]，在其中详细论述了上、中、下三品的药物三品分类法，对后世影响深远 。《内经》《难经》《伤寒杂病论》《神农本草经》四部医学经典相继涌现标志着中医体系的正式确立。

古代中医没有医药之分，医者既会看病，也懂得采药、炮制药物等。前述的《神农本草经》是最早的药物学经典。晋代的葛洪虽是炼丹术士，但精通药理。在其著作《肘后备急方》[14]中就有多种传染病（天花、恙虫病等）的描述；其用狂犬脑组织治疗狂犬病的方法被认为是古代中国早期免疫学思想的萌芽。屠呦呦教授从其论述的"青蒿一握，以水二升渍，绞取汁，尽服之"受到启发，考虑了温度、酶解等因素，改进了青蒿素的提取方法。誉为"山中宰相"的南梁名士陶弘景，在《本草经集注》[15] 中描述道"强烧之，紫青烟起，仍成灰，不停沸，如朴硝，云是真消石也"，已懂得采用焰色反应来鉴定朴硝（硫酸钠）和消石（硝酸钾）。其后，唐代孙思邈著述的《千金方》是一本临床百科全书，内容包括临床诊疗、医德、本草、制药、养生等方方面面；与此同时还有唐显宗时期编纂的最早的官定药典《唐本草》。到了宋代，出现了世界第一部官方撰写的制药方书——《太平惠民和剂局方》。时至明代，李时珍披沥寒暑二十七载，写成了 192 万字的"东方医药巨典"《本草纲目》。由上可见，古代中国的医药本是一家。

一花独放不是春，万紫千红春满园，这恰恰就是古代中国医学发展的真实写照。除了擅长内科疾病以外，中医同时也看重外科治疗。马王堆汉墓出土的西汉《五十二经方》中就涉及大量外科疾病的诊治，例如痔疮。浩瀚医史，不仅只有前述的药物学经典层出不穷，其他医学各个领域古代中国也毫不逊色。西晋的皇普谧撰写了最早的一部针灸学理论与腧穴学的著作——《针灸甲乙经》。到了北宋，名医钱乙著述了儿科学奠基之作《小儿药证直诀》；而南宋的宋慈写就了法医学经典《洗冤集录》，从而被中外公认为法医学鼻祖。往后至金元时期，医学鼎革，大家涌现：寒凉派的刘河间、攻下派的张子和、滋阴派的朱丹溪以及补土派的李东垣各领一时风骚[16]。明末战乱，百姓民不聊生，瘟疫横行，医学传染病学家吴又可标新立异地提出"六淫"之外的"疠气致病"，并写成了中国第一部系统研究急性传染病的医书《温疫论》[17]。此外，清代傅山的遗著中以《傅青主女科》[18] 最为知名，时至今日，书中所载的"完带汤"等经方仍是中医妇科的常用方剂。古代中国医学理论之丰富，体系之完备，涵盖内外妇儿传法医等各个医学学科，其他不一而足，堪称医学史上的佳话。

医学源远流长，从来不是一家之言；风格迥异，流派繁多。《难经》[11]载有："伤寒有五，有中风、伤寒、湿温、热病、温病。"由于其定义模糊，后世衍生出了伤寒与温病两派，争论数百年；最终经过不懈努力，今人朝着"寒温一统"方向发展。此外还有朱丹溪为代表的滋阴派，主张"阳常有余，阴常不足"。在继承李东垣脾胃学说基础之上，经薛己等人主导，建立了温补学派，其中集大成者明末的张介宾在《景岳全书》[19]中如是说"善补阳者，必欲阴中求阳，则阳得阴助而生化无穷；善补阴者，必欲阳中求阴，则阴得阳升而泉源不竭"。另外更有金代张元素为代表的"易水派以及清末郑钦安为代表的"火神派"等。正所谓"他山之石，可以攻玉"，深入了解各个流派并取其所长，进而辩证施治是传统医学当下传承的关键所在。

物换星移，医学巨轮滚滚向前。如何有效地进行批判性继承，前人也做出了表率。南宋的宋慈有感于"狱情之失，定验之误"，钻研医药著作，结合自身实践，著述了世界第一部法医学经典《洗冤集录》[20]。其所记载的蒸骨后酽醋，然后放到红油伞下（紫外线原理）观察生前伤口等检验方法，至今看来仍具有高度科学性。自仲景以来，古代医家治疗疫病多认为其属"伤寒"之症。吴又可以毕生治疫经验，在其《温疫论》[17]中提出其"六淫"之外的"疠气"致病，并且经呼吸道传播，创立经方达原饮，开传染病学之先河。古语云"读万卷书，行万里路"。前人医药著作当中由于相互传抄，错误百出。李时珍考古证今、穷究物理、不畏寒暑、三易其稿，前后历经二十七年，写下了《本草纲目》。如果说前三位都是"改良派"人物，那么清代的医学家王清任则是"改革派"。他在《医林改错》[21]中明确阐述了"灵性、记性，不在心，在脑"的科学论断，更别出心裁地提出"淤血说"，其以活血化瘀为总则创立的"五逐瘀汤"影响至今。"问渠那得清如许，为有源头活水来"，砥砺前行，学思兼备，勇于接受新事物洗涤才能在医学道路上走得更远！

1.2 传统西方医学

西方医学起源于古希腊和罗马，而目前最古老的医学则是古巴比伦（亚述）医学，诞生于公元前 3500 年的"两河流域"，"亚述帝国"在此后曾盛极一时。最负盛名的《汉谟拉比法典》中规定了医生的酬金，但医工地位低下，稍有不慎将会承担医疗责任。古巴比伦人崇尚占星术，认为人体符合天体构造，类似于"小宇宙"；他们更多关注生前苦痛，采用咒文、驱魔等一系列手段治病。而与之相反的是，约始于公元前 3200 年的古埃及人则看重来生，因此制作木乃伊达到"来世永生"的目的，与之相应的外科学和解剖则异常发达。虽然古埃及巫术盛行，但其已有全科和专科（如妇科、胃科、眼科等）之分，着实令人惊叹[22]！

众所周知，希腊人崇尚自由，学风鼎盛。其信奉的"医学之神"Asclepius 手持的蛇杖，代表着事物的进化演变的方向，也象征医生品性之中正，另有"恢复"和"更新"之意，我所在的北京协和医学院的校徽之中就包含它。Asclepius 还有两个女儿，一个是药物之神 Panacea，另一个是健康之神 Hygiea，用今天的话来说，他们一家贯穿了疾病的诊、防、治和健康保护。

正所谓"言必称希腊"，东西方医学的源起均与哲学密不可分[23]。像德谟克利特、毕达哥拉斯、亚里士多德等都是享有盛誉的哲学家，同时也推动了医学的进步。因此，希腊医学受宗教的影响相对比较少。古希腊人尊重医者，医学被视为高贵的职业，可与"战争英雄"媲美。《荷马史诗》[24]里如是记载道：当希腊第一勇士阿喀琉斯即将奔赴战场时，他母亲海洋女神忒提斯对他说："或是过和平的生活，尽管医生无法成就功名但可以长寿，亦或投身战场成为卓越的人而英年早逝，无法安享天年。"希腊医学中最具有代

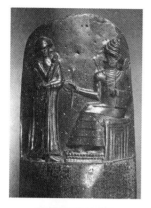
《汉谟拉比法典》

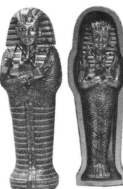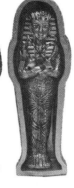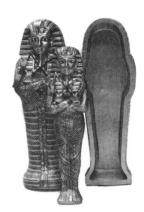
木乃伊金棺

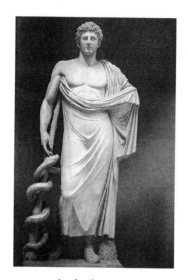
Asclepius

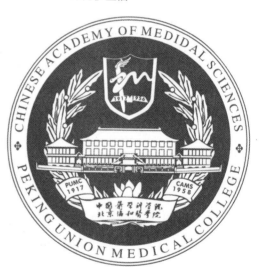
北京协和医学院校徽

图1.2

表性的人物是希波克拉底，他不仅提出了"四体液学说"，而且其著作也涉及疾病病因、保健预防、医德等。

古希腊医学只是一个精彩的序幕，正如艾伦·坡所说"光荣属于希腊，伟大属于罗马"。古罗马医生"亦儒亦匠"，类似于中国古人所说的"不为良相便为良医"。医生除基本技能外，还需掌握修辞学、算术、天文学等以及具备较高的修养和绅士风度。部队中也设有医院，政府非常注重公共卫生。此时，出现了系统的拉丁文著作——塞尔萨斯的《论医学》。罗马医学家盖伦汲取希腊医学经典，将希波克拉底的"四体液"学说以及四元素（土火金水）结合起来阐述机体的病理生理，并且提出了"三灵气"学说：人的静脉血带着事物的"自然灵气"，转化吸收后变为"生命灵气"的动脉血，进入脑成为"动物灵气"，动物灵气通过神经系统支配全身运动[2, 22]。在他的努力之下，古罗马医学达到了一个医学高峰。

罗马帝国后期分裂，分东西两部。自西罗马帝国灭亡后，整个西欧由于没有强大政权，各国混战不休，且受基督教会统治，故此时希腊罗马文化没落，进入长达一千年的"黑暗时代"[3]。而阿拉伯医学此时则异彩纷呈，恰似中世纪的一盏明灯。拜占庭帝国（东罗马帝国）保存了大量希腊罗马经典，广泛接受希波克拉底的"体液论"。出现了系统的药理学、植物学著作；并且医学的学科更加细化和完善。更为重要的是，基于修道院的市民医院涌现，已初具现代医院管理模式，分工明确；大城市还设有公立医院。与此同时，阿拉伯帝国由于多来源、多民族、多文化融合，文化极其发达，对许多疾病的病理生理以及病因等已经有了成熟认识。在药物方面，已经掌握了两千多种药物的成分、鉴定以及配制程序，制药技术独领风骚；公元754年，巴格达出现了第一家药店，在此期间"医药分家"雏形已现。更有完备的医学教育，医学大家（拉齐、阿森维纳等）层出不穷。

此后，14至15世纪大航海时代的到来，欧洲进步思潮滥觞，意大利文艺复兴肇始，近代医学应运而生。其中的典型代表人物，哈维提出了"血液循环学说"、科赫建立了传染病病原鉴定的"科赫法则"、孟德尔揭示了基因的"分离定律"和"自由组合定律"；此外还有达尔文的"进化论"、施莱登和施旺的"细胞学说"、巴斯德的"巴氏消毒法"、詹纳的"牛痘接种法"等等一系列学说和方法的建立奠定了近现代医学的基础。

1.3　东西方医学碰撞

中西医学的碰撞自古代已经开始。古代中国与波斯、阿拉伯帝国（大食）、拜占庭帝国（大秦）、印度等国的交流，引进了药物、医学理论以及医生。近代则通过著作编译，如严复的《天演论》；教会学校（如上海的圣约翰大学）和教会医院（如湘雅医院、广济医院）的创办以及派遣留学生等，中西医学交流日趋频繁。其中最具代表性的人物是张锡纯，我个人读过他的《医学衷中参西录》[25]，感受非常深刻。他指出："西医用药在局部，是重在病之标也；中医用药求原因，是重在病之本也。究之标本原宜兼顾。"他提出的"中西结合，标本兼治"的综合思想，影响至今。

1.4　医学与科学、哲学

哲学是科学之母。在早期大哲学体系中，科学尚处于襁褓之中，为"混沌"未开状态，此时巫医文化盛行。随着朴素的自然哲学迈入主流文化，巫术和医术开始分道扬镳。如前述，值此阶段东方医学讲求"天人交感、阴阳平衡"，西方则信奉"体液论"。近代文艺复兴以来，科技日新月异，以实验为主的求真的自然科学占据上风，促使科学逐渐独立于哲学之外；相应的，"形而上"的机械医学观也风靡一时。但就医学的本质而言，它同时具备自然科学和社会科学双重属性，是理与美的有机结合体。与之呼应的，我们应当倡导自然科学医学观以及科学的多元化，让科学重新进行人文回归。科学与医学的发展是波浪式前进、螺旋式上升的；而哲学的发展则是循环往复的[22、23]。三者之间交相辉映，相互依存、相互促进。

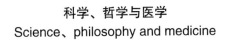

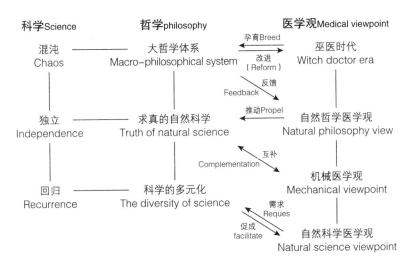

图 1.3

1.5 古代公共卫生与保健

公共卫生和保健的观念在人类早期就已根深蒂固。古希腊有专门负责供水和水源保护的机构，类似于"水利厅"；罗马帝国有专用的饮水道、城市下水道以及公厕；意大利的城邦有系统的卫生法规和检疫制度。中国古代的房屋设计和布局讲究干净通风、人畜分隔。保健方面，养生操有八段锦、五禽戏、太极等，以及喝雄黄酒、佩戴艾草香囊、睡药枕等都是古人的保健方法；此外元代的军队已经有专业的骨折康复机构。

1.6 古代医德与医学教育

医德是医学的永恒话题。在希腊，有希波克拉底的医学宣言；在中国，有孙思邈的《大医精诚》。这些都是每一个医学工作者都应该遵循的最基本的医学伦理和道德规范。医学的教育源远流长。以古代中国为例，从最开始的原始经验传承到后来的巫医传承、师徒传承，后期逐渐地出现各类官学、私学。南北朝时期有专门负责教学的太医博士、太医教令；隋唐时期开始出现专业的医学教育机构"太医署"[26]。医学教育的进步大大地促进了医学的蓬勃发展。

2. 现代医学与世界潮流

自上个世纪以来，随着生物技术的日新月异，迅猛发展，催生出了现代医学。它是从出生至死亡的全人全程的健康服务，追求机体的稳态平衡，临床上以循证医学为纲领，进行医学的转化整合；此外，结合大数据平台实现数据共享。最后，预防和保健是现代医疗的的第一道屏障。下面我将分别进行阐述。

2.1 全程研究与四维健康

我们的研究应面向生命和疾病的全程。在这个过程中，首先机体是一种健康状态，随着年龄增长逐渐出现各种危险因素，例如老百姓常说的"三高"。有了危险因素，就会产生一系列的疾病，像冠心病、脑卒中等。所以我们对整个生命过程也应该要有一个新的认识。

生命全过程是对健康的要求。健康是人类永恒的话题，作为万物之灵的人，谁都想活得健康、潇洒，度过幸福而短暂的一生。于是健康理念不断发展，由过去追求单一的无病无弱（一维）发展到无病无弱、身心健全（二维）再发展到无病无弱、身心健全、社会适应（三维），最后发展到今天的无病无弱、身心健全、社会适应、环境和谐（四维），这个四维健康的新概念是1990年世界卫生组织概括的。我们最高的目标是希望追求四维的健康，当然难度是很大的。

2.2　中长期发展规划和健康中国 2020

为了适应这个需求，许多国家都制定了国家科技发展的健康战略，像美国的《健康 2010》、美国国立卫生研究院的路线图；英国、德国、加拿大等发达国家及欧盟都制定了相应的健康战略。中国在 10 年前也制定了符合自身国情的健康战略，基本思路是"战略前移、重心下移、模式转变以及系统整合"[27]。战略前移就是要观念前移、投入前移和研究的方向、对象、领域都要前移；重心下移就是从中心城市转向城乡社区；模式转变指的是医学模式的转变，从过去单一的生物医学模式，转变为"环境－社会－心理－工程－生物"的综合医学模式。这也对我们医学的方方面面都提出了更高要求：因此生物医学要求学科内外、系统内外进行结合、交叉、渗透，要求全方位、立体化、多视角地去研究生命全过程和疾病全过程。

我们希望通过四个转变来实现目标。首先，从过去单纯的注重数量控制，到全面重视人口的数量、质量、结构以及安全合理全面的发展，相应的现在计划生育政策也在开始调整。不难发现，中长期规划对国家的大的政策都有非常显著的影响。然后，从注重城市医疗卫生研究，到全面重视城乡社区的医疗卫生保健研究；从重视疾病的诊治，到生命全过程的健康监测、疾病防控；重预防，治未病。从注重机体本身的研究发展为环境、社会、心理和机体的交互作用下的综合研究。

这个健康战略的最大特点在于全民健康导向。因此它需要有坚实的科学基础以及科技战略进行支撑。基于多学科的广泛研究，涵盖基础医学、公共卫生、流行病学、临床医学，还有卫生经济与卫生政策的研究。其次注重社会公平和效益，并且需要全社会的参与。

在这个基础上，国家制定了《健康中国 2020》[28]。这个发展规划明

确了健康是一项基本人权，是社会和经济发展的终极目标之一。"健康护
小康，小康看健康"。没有健康就没有小康。要达到这一条，就要对当代
医学科学的认识建立在大健康、大卫生和大医学观的基础之上。研究人、
自然和社会的综合和交互作用；研究医学和其他学科的交叉和相互促进
作用。

2.3 转化整合

顺应时代潮流，我们讨论科技支撑时凝练出一张图（图 1.4）。在临床工
作和和研究当中，可以提出科学问题以及进行新药试用等，经过系统深入的
基础研究，找到了病因机制和药物靶点；同时配合大规模的人群调查和流行
病的研究，探讨群体的流行规律。此外还有多维度的新药研发和生物医学工

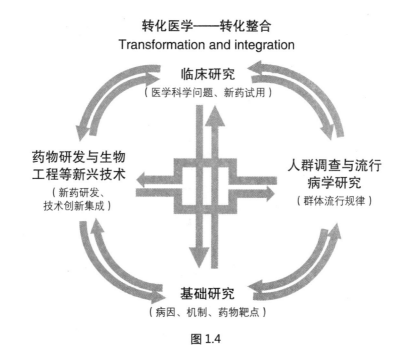

图 1.4

程的新型技术的辅助。在这张图中，系统是双向开放的，任何两项之间都有交叉，存在多项转化以及系统整合，遵循及时反馈、循环向上的原则，这就是我们所主张的转化医学的规律。

2.4 稳态平衡

诚然，机体是异常复杂的。以 Karsenty 实验室对瘦素和骨钙素的研究为例，单纯一个课题连续发表了一百多篇论文[29、30]，文章被引用一万两千多次，这是我所见到的当今世界最系统、最深刻的一个研究（图 1.5）。这个故事是从瘦素开始的。过去认为骨头是一个支撑系统（骨干），但 Karsenty 发现骨头和肥胖之间是有关系的。骨头分泌骨钙素，骨钙素可

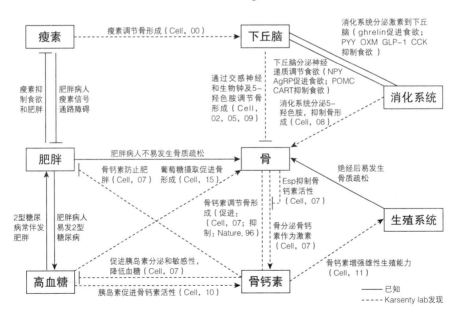

稳态调节
Homeostasis regulation

图 1.5

以增加胰岛素的敏感性，可以防止肥胖、调节血糖；骨头通过下丘脑对瘦素有抑制作用。最近发现，骨头对消化系统和生殖系统都有相互依存和相互促进的关系，这更新了现代医学对骨头的认识。当然可以想象，这大概也就是我们极其复杂的平衡体系里的小角落，够不够冰山一角我说不清楚，但显然这一个小网络已经很复杂了。这就提醒我们，健康促进可能更要遵循机体的规律，而不是简单发现一个东西、一条通路就认为它是药物的靶点。过去为什么很多药物到后来都失败了呢，因为机体什么都知道，而我们知道得很少。更进一步的研究则需要更多科学家无私的献身精神。

2.5 系统医学

当然我们也碰到一个困惑，就是从近代实验医学一个非常突出的特点是建立在"还原论"基础上。这个"还原论"现在解释不了很多现象，譬如说生物大分子如何有机地组成可自主分裂的细胞（生命）？多细胞生物是如何产生的？不同细胞如何协同工作以及从神经纤维到大脑复杂的意识是怎么产生的？"还原论"解释不了。这就呼唤采用"系统论"来指导研究工作。

不久前，斯坦福大学的 Michael Snyder 教授做的一项研究，文章发表在 2012 年的 cell 上 [31]（图 1.6）。在持续将近两年的研究当中，他感染了两次病毒，第一次感染的是鼻病毒，第二次感染的是呼吸道合胞病毒。论文里没有交代他是随机感染的还是有意识感染的。可以看到第一次感染以后血糖没有什么改变，但是第二次感染以后血糖迅速升高，超过 150mg/dl，持续了将近一百天。以最宽松的标准，他也足够诊断糖尿病了。但是有意思的是，他没有用口服降糖药、胰岛素。黑线表示他改变了生活方式，又过了段时间，血糖降到 100mg/dl 左右，趋于正常了。

同样的基因在不同的环境下面有多大的变化，病毒感染是糖尿病的病因吗？如果是的话，这两次感染与之又是什么关系？糖尿病需要什么标准才能完全确诊？诊断了以后是不是要终身用药？留下了一系列有待深入探讨的问题。

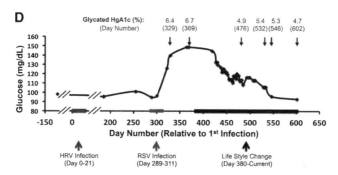

图1.6

2.6 循证医学

以上表明机体是错综复杂的。相比"传统医学"，我们现代医学基于循证证据之上，从最优的证据出发到疗效的判断，最后到产生治疗的依据[32]。

传统医学和循证医学
Traditional medicine and evidence-based medicine

	传统医学	循证医学
1. 证据来源	动物试验 实验室研究 零散临床研究 过时的教科书	临床研究
2. 医疗模式	疾病 / 医生为中心	病人为中心
3. 疗效判定	实验室指标的改变 仪器或影像学结果 （中间指标）	病人最终结局 （终点指标）
4. 治疗根据	个人临床经验 基础研究 / 动物试验的推论 零散研究报告	最佳临床研究证据

图 1.7

2.7 精准医学

2015 年 3 月 20 日奥巴马首先在美国提出了精准医学的计划，中国对此也积极地响应。精准医学是指在大样本研究获得疾病分子机制的知识体系基础上，以生物医学特别是组学数据为依据，根据患者个体在基因型、表型、环境和生活方式等各方面的特异性，应用现代遗传学、分子影像学、生物信息学和临床医学等方法与手段，制定个性化精准预防、精准诊断和精准治疗方案。进步之处是将人们对疾病机制的认识与生物大数据和信息科学相交叉，精确进行疾病分类与诊断，从而提高更具针对性和有效性的防治措施。

纵然如此，精准医学虽赋予人类诸般愿景，但也有其自身困惑所在。精准医学既要使群体获益，又需要照顾个体，势必面临"和而不同""同而不和"的矛盾。譬如，现代医学追求大样本、大数据，而精准医学实际落脚点却是

"小数据",如何巧妙地把握这种"哲学平衡"是未来研究的焦点。本质上来说,精准医学仍然是还原论。

2.8 预防保健

医疗大健康体系的构建离不开预防保健。以动脉粥样硬化为例,"三高"是它的危险因素,可促进斑块的形成,从而发生心梗和脑梗,并会复发以及产生并发症。

相对的,我们有四级预防:一级预防是防危险因素,二级预防是防病变形成,三级预防是防事件发生,四级预防叫愈后防复。这与中医的倡导的"治未病"中的未病先防、已病早治、既病防变和瘥后防复是对应的(图1.8)。这也是未来"中医现代化"的一条宽敞大道。

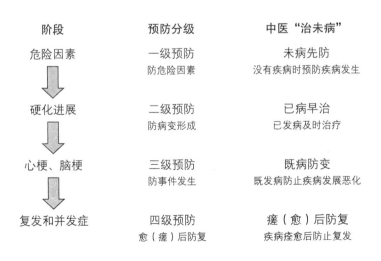

预防保健
Prevention and healthcare

阶段	预防分级	中医"治未病"
危险因素	一级预防 防危险因素	未病先防 没有疾病时预防疾病发生
硬化进展	二级预防 防病变形成	已病早治 已发病及时治疗
心梗、脑梗	三级预防 防事件发生	既病防变 既发病防止疾病发展恶化
复发和并发症	四级预防 愈(瘥)后防复	瘥(愈)后防复 疾病痊愈后防止复发

图1.8

2.9 大数据平台

要实现医疗现代化，离不开大数据平台和移动医疗等高科技的支撑。现在的脑卒中数据平台可以把病人多方面的因素综合在一个库里，并且可以实现实时的数据共享。（图1.9）对医疗大数据进行深度挖掘分析是现代医疗的战略性发展方向，这对于未来的疾病管理、控制以及医疗研究至关重要。如果大家感兴趣，可以浏览下面这个网站（www.ncmi.cn）。

脑卒中大数据分析平台是一个灵活易用、可定制的大数据
处理与运行平台，为上层脑卒中业务提供数据服务。

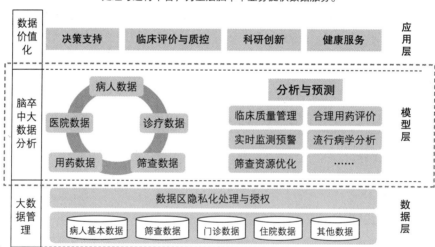

图 1.9

3. 未来医学

今天倡导系统生物医学，是从系统生物学的理念和技术出发研究疾病的易感性发生发展的机理，为个性化或者是个体化的疾病防治和健康促进提供

科学依据。当然这里有不同的层面，包括疾病易感性的机制和标志物，疾病发生发展的机理以及标志物，疾病防治的基础研究，环境、营养、生活方式与疾病和健康的相关性。

谈到医学的过去、现在和未来。过去，临床上的一系列的症状和体征，中医叫症候，主要是放在疾病的诊断治疗上。现在，重视亚临床的表现。亚健康的概念已经得到广泛认可了，本质是生理功能失衡和神经心理的因素改变。（图1.10）根据现代大规模的调研，认为心脑血管病当中个人行为占据超过一半的因素，所以未来我们还是可以大有可为的。

系统生物医学揭示疾病发生发展机制
System biomedicine reveal the development mechanism of disease

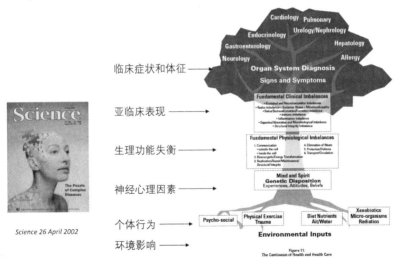

图 1.10

过去是大家熟悉的"3P医学"，即疾病导向的"预测"（Predicting）、"预警"（Pre-warning）和"预防"（Preventing）；现代医学应以健康为导向，注重健康促进（Protecting health）和健康保护（Promoting health），从而延长预期健康寿命（Prolonging healthy life span）。我们应当强调由过去被动地维护健康转变为主动地追求健康，因此健康促进应先于健康保护。同步地，国家制定有利于健康促进的公共卫生政策（Population），号召全民参与（Participation），从而实现个体化处理和个体化治疗（Personalization）。由此衍生出了"9P 医学"，为了简化起便，我们提出了以"延长预期健康寿命、预防疾病以及个体化治疗"为主的"新 3P 医学"。

医学转变 3P-9P-3P 医学

Protecting health	保护健康	
Promoting health	促进健康	
Prolonging healthy life span	延长健康寿命	

Predicting diseases	预测疾病	
Pre-warning diseases	预警疾病	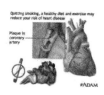
Preventing diseases	预防疾病	

Population	公共卫生政策	
Participation	全民参与	
Personalization	个体化治疗	

图 1.11

在老龄社会，延长预期的健康寿命，需要面对一个问题：五十年前的中学生现在还能不能活蹦乱跳？五十年前的大学生现在还能不能活蹦乱跳？要做到这一条，不仅需要中长期科技发展规划、《健康中国 2020》、公共卫生政策，它还要求我们每一个人都参与，进行全民预防保健。推动医学走进"大健康"时代未来的医学是什么？未来的医学应该是健康导向的。现在都提倡精准医学，我个人的感觉是需要提系统精准，应该要宏微并举。有的问题需要从精准的角度来解决，有的问题需要从系统的角度来解决，更多的问题要从系统和精准相结合的方式来解决。我们需要基础和临床、流行病公共卫生和新药创制等生物医学工程多方面的转化，也需要现代科学和医学生物学之间相互转化，更需要科学、医学和哲学之间的相互转化。

当代的医学是从出生到死亡的全人全程的健康服务。系统生物医学全方位、立体化、多视角地研究生命的全过程和疾病的全过程。运用系统医学进行全局观把握，实现医学资源的整合。加快基础研究向临床治疗的快速转化，是医疗现代化的重要理念。而现代医学的核心内容是实现精准个体化治疗靶标。在此过程中，循证医学所建立的标准化是重要支撑和立足点。终极目标是构建起人类健康大体系。科学研究宏观微观角度的把握，循证证据、医生决策、患者选择之间的演绎，药物治疗时间空间的分布排列，社会环境心理因素的相互交织，预测预警预防靶向个体化治疗的连贯等各种医学路径，指引着未来医学的前进方向，绘制出一幅"多维医学"的蓝图（图 1.12）。

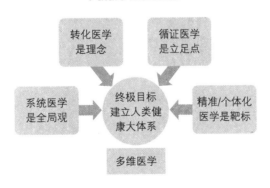

图 1.12

参考文献

[1] 薛公绰.世界医学史概要 [M].北京：学苑出版社，1995.

[2] 张大庆.医学史十五讲 [M].北京：北京大学出版社，2007.

[3] （美）Leften Stavros Stavrianos. 译者：吴象婴等，《全球通史》（第七版）.北京：北京大学出版社，2012.

[4] 皮明钧.新编中医学概论 [M].长沙：湖南科学技术出版社，2014.

[5] 方韬译注.山海经 [M].北京：中华书局，2011.

[6] 张登本，孙理军等.黄帝内经 [M].北京：新世界出版社，2008.

[7] （汉）刘向.陈广忠译注.淮南子 [M].北京：中华书局，2012.

[8] （唐）苏敬.何清湖译注.新修本草 [M].太原：山西科学技术社，2013.

[9] （清）赵学敏.本草纲目拾遗 [M].北京：中国中医药出版社，2007.

[10] （唐）孙思邈.千金方 [M].西安：西安交通大学出版社，2015.

[11] 凌耀星译注.难经 [M].北京：人民卫生出版社，2013.

[12] （汉）张仲景.伤寒杂病论（M）.郑州：中原农民出版社，2013.

[13] 马继兴译注.神农本草经（M）.北京：人民卫生出版社，2013.

[14] （晋）葛洪.抱朴子内篇·肘后备急方（M）.北京：中国中医药出版社，2015.

[15] 郭秀梅.王少丽.本草经集注（M）.北京：学苑出版社，2013.

[16] 谢观.中国医学源流论 [M].上海：澄斋医社刊行本，1935.

[17] （明）吴又可.温疫论 [M].北京：中国医药科技出版社，2011.

[18] （清）傅山.欧阳兵译注.傅青主女科 [M].北京：人民卫生出版社，2006.

[19] （明）张介宾.李继明等译注.景岳全书 [M].北京：人民卫生出

版社，2007

[20]（宋）宋慈.高随捷译注.洗冤集录 [M].上海：上海古籍社，2014.

[21]（清）王清任.医林改错 [M].天津：天津科学技术出版社，2011.

[22]（英）Roy Porter.译者：张大庆等,《剑桥医学史》[M].长春，吉林人民出版社，2000.

[23] 罗素.西方哲学史 [M].北京：商务印书馆，2007.

[24] 荷马.译者：王焕生.荷马史诗 [M].北京：人民文学出版社，1997.

[25] 张锡纯.于华云等译注.医学衷中参西录 [M].北京：中国医药科技出版社，2011.

[26] 中医药学名词审定委员会.中医药基本名词 [M].北京：科学出版社，2005.

[27] 国家中长期科学与技术发展规划领导小组.国家中长期科学与技术发展规划战略研究报告，2004.

[28] 健康中国 2020 战略研究报告.北京：人民卫生出版社，2012.

[29] Karsenty, G.; Olson, E. N., Bone and Muscle Endocrine Functions: Unexpected Paradigms of Inter-organ Communication. Cell 2016, 164 (6), 1248-56.

[30] Karsenty, G.; Ferron, M., The contribution of bone to whole-organism physiology. Nature 2012, 481 (7381), 314-20.

[31] Chen, R,et al. Personal omics profiling reveals dynamic molecular and medical phenotypes. Cell 2012, 148 (6), 1293-307.

[32] Evidence-Based Medicine Working Group. Evidence-Based Medicine: A new approach to teaching the practice of medicine [J]. The Journal of the American Medical Association,1992.

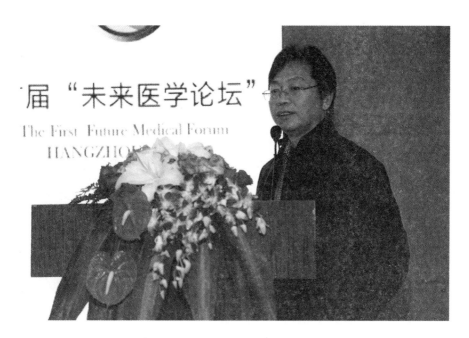

张润杰

三、中医可视化的解决方案

作者：张润杰 （岐轩医学挖掘人、体光医学创始人，北京岐轩医学研究院院长、中华岐轩医学会会长、世界中医药联合会自然疗法专业委员会理事）

我主要是跟大家来学习的，从医近 20 年，我一直在做中医的临床，所以有很多的心得，能拿出来跟大家作一个交流。下面我要谈五个话题。首先，未来的医学到底是什么，它的意义是什么？其实，作为一个中医的从业者，我有一种切肤之痛。刚才茶歇的时候，刘保延教授还说，中医将来一定会成为主导，我听了特别提气，心里特别高兴。

1. 探讨未来医学之必要

其实我们知道，从国父孙中山开始，他就排斥中医，一直到文豪鲁迅，一直到国民党时期，一直到前一段时间，作为一个铁杆的中医，看到中医要被取缔，我有一种心痛，没有别的。我不知道中医到底得了什么病。我曾经也简单地思考过中医的式微，其实从西学东渐开始，中医开始显出它的这些弊端。我作了一个简单的反思，之后大概有了一个简单的想法，当然这是不成熟的。

其实中医讲的是一个看不到、摸不到的脏腑气化。气，因为看不到、摸不到，所以难信。西医讲的是一个看得见、摸得到的人体，从解剖开始，到细胞，到显微镜，讲的是一个看得见的东西、可以验证的东西，所以说它可信。不可否认，眼见为实是人们不可逾越的思维定势。从我们一出生，诸多的信息都是通过眼睛来摄取，那么形成的眼见为实这种思维定势就难以改变。虽然我们也知道，眼见不一定为实，但最后还是会相信我们的眼睛。虽然我们一定会反思，我们一定不要被眼睛所迷惑，被表象所迷惑，但最后仍然是被眼见为实的思维定势所控制。

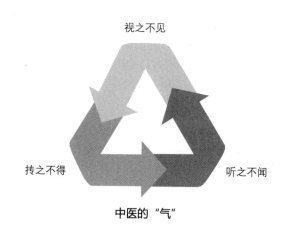

视之不见

扪之不得

听之不闻

中医的"气"

其实，中医的气，我们说视之不见，扪之不得，听之不闻。其实，这个结果是什么？苏东坡有一句话，他说："学书废纸，学医废人。"其实这句话指什么呢？就是学习中医比学书法还要废纸，不知道多少个人去学，才能学出来一个。这就是我做了这么多年的中医所作的简单的一个反思。可是走在这样的路上，如果说"学医废人"的话，那么我们的中医人怎么才能培养得出来？如果说，成千上万的学生里边会有几个能学出来，那么一定会带给我们的是什么？比不过现在医学，它的人才大批地复制，他们走在这个眼见为实的路上，那么我们的中医呢，应该走向何方？这也是我对中医的未来的一些思考。

其实中医的没落，并不是从今天才开始，中医之路难于上青天，自古已然。医圣张仲景就曾经说过："观今之医，不念思求经旨，以演其所知，各承家技，始终顺旧。省疾问病，务在口给，相对斯须，便处汤药，按寸不及尺，握手不及足，人迎趺阳，三部不参。动数发息，不满五十，短期未知决诊，九候曾无仿佛，明堂阙庭，尽不见察，所谓窥管而已。夫欲视死别生，实为难矣。"就是说，张仲景时代的中医已经就是这种状况，他也很着急，很感叹。其实可以看出张仲景最为感叹的要数诊法的没落，这最为重要。他说："按寸不及尺，握手不及足，人迎趺阳，三部不参。动数发息，不满五十。"也就是说，你诊断都达不到，如何视死别生？其实不仅仅是现在，中医从那个时代起就是这种状况，因为培养一个中医，学出来一个中医，太难了。所以苏东坡都说"学书废纸，学医废人"。太多太多的人浪费了太多太多的青春，浪费了太多的时间。

通过上面所讲的，我们可以知道，中医的未来发展应该顺应人类天生的这种眼见为实的思维定势，借助现代科学技术实现中医的可视化和数据化。这个话题在过去，我是坚决地反对，我认为不可能，因为做了近 20 年的中医，我觉得没有哪个现代化的仪器可以实现这一点，中医的气"视之不见，抟之不得，听之不闻"，很难。虽然我见过很多仪器，我觉得任何一个仪器，它要能够承载中医的灵魂，才可以成为一个现代化的中医仪器，如果不能够承载，那就另当别论。所以我认为，中医的突破点就是可视化的诊断。所以说要走出这种思维的定势，就要走可视化的诊断之路，因为中医一直在讲看不见、摸不到、听不到的那个气。

那么，我们反思西医的进步，从医学模式的发展，一直发展到刚才刘教授讲的那个系统生物医学模式，到医学的检测，原始医学检查一直发展到高科技的检测，其实我们发现，它里面的一个规律，统观西医所有的进步，从看人体解剖到看细胞，无不看得更真，看得更深，看得更微。

医学模式	医学检测分析
从单纯的生物医学模式发展到社会心理生物医学模式	从血尿便常规到生化，和普通显微镜到电子显微镜，从细胞简单分析到细胞病理学分析

原始医学检查	高科技医学检查
从视触叩听发展到X光B超	从X光发展到CT、发展到核磁，从B超发展到彩超

西医的进步

其实它的整个过程都是走在一个眼见为实的思维定势上，一定要通过实证证明它眼见为实。但是，它也有它的瓶颈，从对抗生素、激素的依赖，一直到肿瘤患者的过度的放化疗手术的各种并发症，所以说它也要走出它的瓶颈。

我们也可以反思，西医走在看得见的路上，还能走多远？西医走在治病的路上，还能走多远？其实，我想这就是我们"未来医学论坛"的真正意义所在。中医西医都需要突破瓶颈，都要走向未来，在否定之否定中，医学必将与时俱进。

中医和西医对人体生命的研究，我作了一个比喻，区别在于聚焦不同的目标，气和质，以及不同的研究手段。我打了一比方，比如研究一处房子，应该研究什么？研究一块砖头，应该研究什么？虽然房子是由砖头盖起来的，但研究砖头不等于研究房子，造砖头不等于造房子。西医研究房子，却掉进了偏于研究制造砖头的思维瓶颈里，并不完全。中医同样研究房子，却掉进了偏于研究设计图纸的思维瓶颈里，不断地构思。

2. 走出中医瓶颈的"可视化"之路

第二个话题，走出中医瓶颈的可视化之路。走出中医的瓶颈，其实，我觉得最早有一个先生他就走出来了，谁呀？是扁鹊。他遇到越人长桑君以后，长桑君给他灵丹妙药，让他吃了喝了，然后他"视见垣一方人"，就能够洞视脏腑。这虽然仅仅是一个传说，是一个故事，但也反映了中医人的心理和中医人的心声——对中医可视化的无比的期待。这个故事寄托着中医人对中医的期待：能够看得到、摸得到。从过去的气功热开始，大家总是觉得能够探索特异功能，如果能看得见，哪一个做中医的人不期待自己像扁鹊一样可以"视见垣一方人"？因为如果能够可视脏腑，洞察脏腑，你就是一个神医，你就走出了看不见、摸不到、听不到的这种瓶颈。

细胞代谢热更像是我们人体的卫阳之气，所以与中医研究的对象有了高度的一致性。这是TTM技术与中医结合的必要前提。

中医脉诊
的可视化
分析

脏腑气化
的可视化
观察

经络系统
的可视化
观察

TTM技术与中医的完美融合：
可视化中医

可视化中医

实现中医可视化的现代化工具，必须能够承载中医的灵魂——气一元论、阴阳五行学说、藏象学说、经络系统，所以说承载灵魂，谈何容易？我去年坐诊的时候，我的一个学生找我，给我介绍现代化的仪器，每次给我介绍这些东西的时候，我都反对他，我说这些东西绝对不可靠。但架不住他说得多，他每个月反复说四次，一个月见我四次，向我介绍一种仪器，跟我说这个东西怎么样。我说那你买吧，我看看。在去年接近秋天的时候，我到了长春，他上了一台仪器，大家也能猜得到是什么。我说你先给我试一下。其实很简单，但因为他们刚刚培训了一个月，他看完了以后，只看出了一点。他说我左侧膝盖细胞代谢非常低，当时我就震惊了，其实我的其他问题他没看出来，就这点他看出来了，因为什么？因为我左侧的膝盖还没真正地得病，那是前几年我们在建医院的时候，冬天由于暖气出现故障，左侧膝盖贴着墙，受寒了。并没有到关节炎的程度，但是只要遇寒，左侧膝盖就不适。我说这个仪器能够把这种问题都检测出来，让我震惊，我觉得有点不可思议。所以说我开始怀疑自己的想法。中医有没有找到可以承载它灵魂的现代化的工具？

我首先接触的就是这个技术。它是一种电磁波，探测人体细胞代谢热基数，也就是接受人体释放的电磁波、不可见光及体外的光。细胞代谢热很像是我们人体的卫阳之气，所以与中医研究的对象有了高度的一致性，因为中医是以气为研究对象，以"视之不见，抟之不得，听之不闻"的气为研究对象，那么一个仪器探测的如果和这个研究对象不一样，那么是没有办法统一的。我想，也就是因为研究对象的一致性，才实现了 TTM 技术与中医结合的可能性。

首先实现中医脉诊的可视化分析，脏腑气化的可视化观察、经络系统的可视化观察，也就是说，TTM 技术与中医完美的融合，也就是可视化的中医。我们在近一年的时间里，用 TTM 寻找中医的规律，我们发现，我们在临床的脉诊中可用 TTM 观测，得到脉诊的结果，它的高度一致性远远超乎想象。

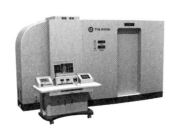
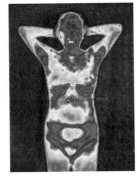
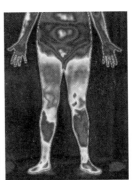

TTM 技术

当然，脉诊有很多流派，我所说的高度一致性是指我们自己有的一种诊脉方法，就是按《黄帝内经》上说的"察色按脉，先别阴阳"，从辨阴阳的角度，层层递进。

2.1 对于中医脉诊的可视化分析，首先我们要判断脉动的胃气

因为中医讲"有胃气则生，无胃气则死"，这个一直是作为一个理论来传递的，要如何落实在临床中，落实在实践中？脉动的生气，"有生气则生，无生气则死"，脉的浮沉，人体气机的升降出入，在《黄帝内经》里面讲"升降浮沉之辨"，也就是，"升降出入，无器不有，升降息则气立孤危，出入废则神机化灭"。

升降出入的规律就是人体经络系统的阴升阳降、阴出阳入的整个运行规律。升降出入对于临床治疗的至关重要性，在《雷公炮制药性赋》上有一句话"升降浮沉之辨，豁然贯通，始可以为医而司人命也"。这在临床上仅仅是一种传说，但通过技术，我们可以检测人体的风寒暑湿燥火，看不见的中医的六淫尽在我们的眼前。

痰饮、淤血这些就像天书一样，当摆在我眼前的时候，当我发现它的规

律的时候，我也不相信，中医会走到这一天，我相信中医的可视化一定会为
中医的发展增加一点点力量。

2.2　脏腑气化的可视化观察

我们可以观测人体的元气，对元气进行评价，对中气、对中气的状态进
行评价，三者又和我们五脏六腑的气化融为一体、密不可分，可以直接判断
脏腑气化功能状态的异常。

大家会觉得中医可以随便说，只要套了经典，拿出来，说一说就可以。
但是，当有一天，"脏腑若能语，医师面如土"，其实古人早就说过这一句话，
脏腑若能够说话的时候，我们医生一个个都会面如土色。为什么？你想的，
你的猜想，可能跟它的真实面目差得太远了。

2.3　经络系统的可视化观察

通过一年多的人体能量的变化，我们发现了经络系统的融通、络通、旁
通、支通、正交、异交的规律，通过这种规律，反思《黄帝内经》中对经络
系统的描述，我们觉得离它的本来面目越来越近了。经络到底是什么？仅仅
凭一个能量、热的观察能不能揭示它的本来面目？我们有一个技术，绕开了
经络是什么，没有去探讨经络是什么，经络系统有经脉、经络、十二经筋、
十二皮部，其实，十二皮部的能量就是十二经脉能量在体表的投影，如果观
察它的影子，我们就可以推断和了解十二经脉的运行。在我们对经脉的观察
过程中，我们运用了十二皮部能量的规律，对十二经脉进行观察，在临床中，
通过观察，我们发现它跟我们的猜测是不一样的，这对我们临床的疗效的提
升非常巨大。我们用它来指导我们的临床。

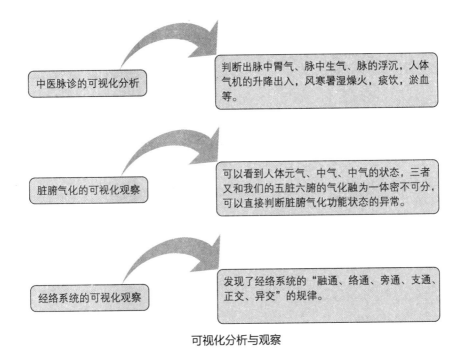

中医脉诊的可视化分析 → 判断出脉中胃气、脉中生气、脉的浮沉，人体气机的升降出入，风寒暑湿燥火，痰饮、淤血等。

脏腑气化的可视化观察 → 可以看到人体元气、中气、中气的状态，三者又和我们的五脏六腑的气化融为一体密不可分，可以直接判断脏腑气化功能状态的异常。

经络系统的可视化观察 → 发现了经络系统的"融通、络通、旁通、支通、正交、异交"的规律。

可视化分析与观察

我从事临床工作近 20 年，是个非常自负的人，从来不相信拿一个工具过来就可以超越自己，但是现实是骨感的，无论你承认不承认，它都摆在这里。

我们同时还发现了人体疾病的一个重要的规律。首先，我们发现疾病有的时候是阳性病灶，有的时候是阴性病灶，其实阳性病灶和阴性病灶同时存在。在阴性病灶和阳性病灶同时出现的过程之中，会有一个能量屏，我们在观察中称之为能量屏。能量屏就是阴性病灶和阳性病灶能量融合过程的一个屏障，打个比喻，这个屏障如果能量太厚，这个疾病就会越严重。那么，我们治疗疾病的时候，往往只治了我们发现的，而忽略另一个未发现的，这和我们在临床治疗的阿是穴（或反应点，有阴性反应点和阳性反应点）的意义是一样的。

我们目前做了一些深入的临床研究，我们做 TTM 中医诊断的一些研究，

TTM 的食疗，我们岐轩脉法 TTM 的研究，TTM 手疗的养生，中药靶项的研究，针法、灸法甚至包括推拿，整个研究在临床中给我们带来了巨大的提升。

3. 走出西医瓶颈的"代谢热医学"

首先，要走出西医瓶颈的代谢热医学。西医它是从质入手，也就是器。中医从气入手。也就是说，西医以查病为核心、为目的，往往会疏漏于证、象、气，也就是整体。中医从气入手，以辨症为核心和目的，会疏漏于病及局部，即质。气与质的统观才是生命的本来面目，二者不可偏废。辨病与辨症的结合，一定是中医和西医走出瓶颈的必由之路。

这个桥梁是什么？目前，刘忠齐教授从百万级数据库中研究建立起了现代医学中大部分疾病细胞代谢热的影像特征，这为西医走出瓶颈，实现气、质统观奠定了一定的基础。通过我们体光医学的前沿的一些研究，我们还发现了通过能量能观测到人体的时间序列和空间序列规律，可以用来防病和治病，并揭示人类思维的特点和规律，相信由此可以揭示人类精神的奥妙。

4. 对未来医学的展望

大医学时代，一定是古今相融、中西汇通，那么对于这种相融，我们相信 TTM 技术是一种有力的保障。全面把握气和质，统观生命、精准诊断、防治一体、治养结合，这一定会成为大医学时代的一种特征。

（原演讲题目是《诊为百治之源——体光 TTM 诊录》）

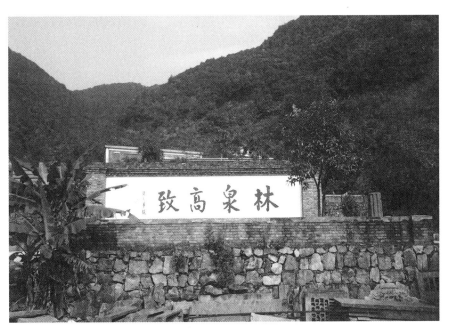

杭州林泉高致书院题字

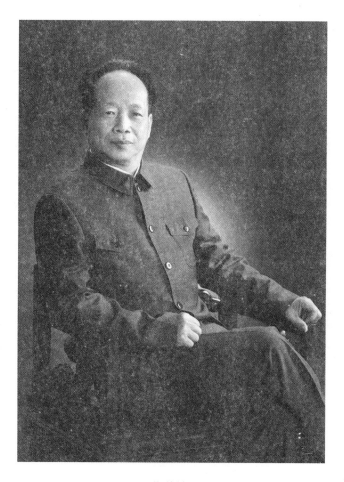

郑伟达

四、发挥中西医优势互补治疗肿瘤

作者：郑伟达（北京伟达肿瘤医院院长，北京中医药大学兼职教授，擅长肿瘤的中医防治）

我今天向大家汇报的题目，是《中西医优势互补治疗肝癌》，是未来医学的发展方向，这仅是说肝癌治疗的未来的发展方向。我所研究的中医，主要是以人为本。它是古代的唯物论或古代的辨证法，经过长期的医疗实践，逐渐发展为具有独特的医学体系的一门自然科学，即中医学，中医药学。

1.重视中医以人为本的优势

中医所运用的对人体的独特的认识，属于世界观的历史论，中医的各种治疗措施属于方法论的世界论，也就是哲学观。中医的历史论，是其自然观的直接的体现，也就是世界的一个指导的理论。人体的五脏六腑，或相生相克，是一个和谐的整体。以五脏六腑为核心的人体，经过相生相克保持着人体内部的动态平衡，也与大自然的阴阳变化息息相关。

因此说，五行有相生相克，比如说火克金，金克木，木克土，土克水，相生是火生土，土生金，金生水，水生木。人体的平衡的状态，人体的这个形体或精气神，五脏与人体的七情，喜、怒、忧、思、悲、恐、惊，关系密切。身体的状态与病理的变化，离不开五脏的参与，也离不开人体的精气神的制约。这个叫做中医的治疗措施，是多元化的，是相互生存、相互制约的，是动态平衡的，是局部与整体之间的相互关系。

一个辨证观，就是中医很重要的辨证论治，这是指导中医临床工作的理论原则，能解决诊断、治疗等实际的问题。这个阴阳、这个五行学说，以取、类、比、象类似推演到特征，这体现的思维，叫做五脏与五行，比如说金是胃，肝是木，脾是土，这些惯例，在临床实践中得出了一套完整的系统的理论。因为中医有五千年了，从理论上、治疗体系上，已经非常完整，有完整的理论了。中医有两个特点，一个是平衡的状态，一个是失衡的状态。如果有病呢，是失衡的状态。如果没病呢，就是平衡的状态。由病到健康的过程，就是身体从失衡到协调统一，达到平衡。

中医如何诊断疾病？要从整体出发，全面地分析病人体质的强和弱、血气的盛衰，并系统地联系到地理环境、精神因素等相关影响，作出综合的分析，然后求得各个因素对整体的影响，整个机体所反映出的症。比如说，寻根问医，中医有阴阳五行、八纲辨证、脏腑辨证这些特征，得出了诊断，提出了处理原则，得出了方法，施之于人。因此就要观其面症，知其合力，这是张仲景说的。中医认为，人体的健康情况，不是人体内部有没有病灶最为重要，而是人的整体的精气神的充足才是根本。中医的健康管理是动态的，健康的主体是人的组织能力，完整掌握在每一个人手里，医学只是辅助的手段，有人故意要夸大医学的作用，从而忽视人体自身的免疫能力。

2.中西医优势互补治疗原发性肝癌

用中医治疗癌症的优势是什么？一个是整体观和辨证论治，一个是治疗办法多样化与个体化的治疗方案相结合。做了手术后，用放化疗的治疗来辅助治疗，监督这一项，提高水准质量，因此说，在治疗癌症的同时，能够手术的尽量手术，手术完用中医来调理。如果在手术还没有成功之前，我们要微手术化，先把重要的病症辨证论治，先提高病人身体的体质，减轻他的疼痛等等，等他饮食正常，睡眠好了以后再手术。总的说来，就是中医和西医的优势互补，这是提高和治疗癌症的关键。因此可以长期治疗，没有毒副作用，而且经济也比较实惠。服用药物也方便，不影响劳动能力。

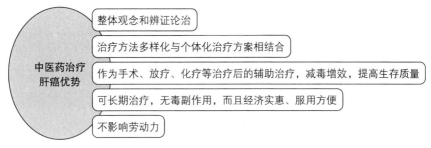

中医药治疗肝癌优势

肝癌治疗陷入了瓶颈的时候，单单凭借中医或者是西医，用单个的方法治疗，是很难有疗效的，中医或西医要主动邀请对方参与，发挥各自的优势。经过有序的诊合治疗，创造性地解决肝癌的治疗难点，是一种新的医学模式。因此，我们医院就在吴教授的指导下，我们派人到吴教授那边，把我们的疑难病人交给吴教授一起会诊，得出了治疗方案，该手术的吴教授就手术，吴教授手术完以后，我这边调理。这种医学的模式，针对肝癌治疗的各个阶段，各自发挥各自的优势，不单单是强调中医、西医在理论上的结合，而是更多地强调在病人身上出现疗效，从而达到真正的中西医的优势互补。

这就是西医研究人体疾病的特点，其理论的建立和临床治疗展示了规律的数据，都是具体的、微观的、有准备的、细致的，都能够做出定量化的、数字化的表达或指标。现代的医学也是被公认为具有客观性，其理论也是有

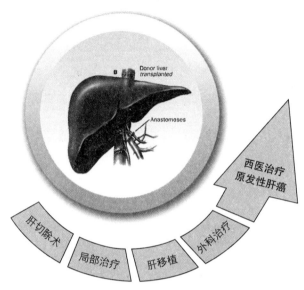

西医治疗原发性肝癌状况一

严谨的逻辑性。而中医按照对数的恍惚的认识和实践的规律，屡屡探索，大量地实践，最终在与人体疾病的对抗中，不断地观察、对比、总结，利用科学的推理和思辨，揭示出人体生理、病理及治疗医学的一种独特规律。因此，中西医都有非常多的优势。但是现在，还没有做到两个优势都能发展起来，有的中医不要求手术，有的西医说不要请中医来开药，这些都是存在的很多不同观点。这个观点来自于什么呢？因为中医跟西医产生的背景是不同的，因此思维的方法也不同。

目前中西医结合需要克服一个障碍，很多西医很难理解中医的理论，就对中医药的治疗作用半信半疑，往往对临床的肝癌晚期束手无策时，才推荐中医治疗，使很多患者失去了中医系统治疗的最佳时机，造成疗效不明显。某些西医认为中医就是中药，不辨证就配中药，没有追随中医辨证论的诊疗原理，就对症下药或做相应疗程的康复治疗，从而造成了中医疗效不佳的效

　　果。由于中医个体化诊断治疗的特点，使中医治疗较差，也会造成疗效不佳的效果。医者说人参杀人无过，大黄救人无功，这些都是没有经过辨证论就对症下药的结果。某些中医对中医药治疗肿瘤的经验欠缺，中医或中西医结合的行业里良莠不齐的水平也影响到中医的优秀发挥，而导致疗效不明显。我们中医说，上工治未病、中工治欲病、下工治已病，真正好的中医，应该是在病人还没有得病之前，就发现这个病，先给他预防一下。

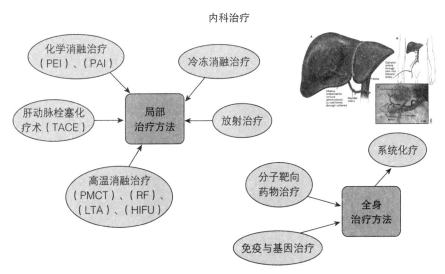

西医治疗原发性肝癌状况二

　　辨证论治，对症用药，这个是中医的，西医的现代化——精确地检查以及 CT 啊、B 超啊，这两个结合起来，叫做中医跟西医的诊断技术的优势互补。中医辨证论治在于它的应用的灵活性，一是它因地因人制宜，以及丰富的保健、养生手段，是治未病的优势；而西医对危急的病情、急症的抢救有明显的优势。两个加起来有利于提高肝癌病人的生存质量，既关注了瘤体，同时也关注了病人的整体情况，因此在治疗上是标本兼治。

　　第一要发挥中医的战略指导优势，以人为本，提高病人自身的修复能力，避免过度的治疗；第二要发挥中医治未病的优势；第三，局部与整体要统一，肝癌的全身疾病有局部的表现，对肝癌的治疗务必要坚持整体的观念，西医的规范化治疗和中医的个体化治疗，要同病异治、异病同治。研究手段也要优势互补，在中医现代化的推动下，要积极地借取现代医学技术的临床研究，多借取西医的方式、方法和技术。除了思维观是不同的，从研究对象到研究目标，中西医都是相同或接近的，都是为了救人，治病救人。因此，在中医现代化的研究中，要与西医联手，把中西医的临床水平推向更高的层次。

3. 伟达中医肿瘤医院治疗肝癌的体系和经验

强调中西医各自的优势，在此基础上，在临床的治疗方法、时间上扬长避短，这是优势互补的最后原则，以求最大限度地提高临床的疗效。治疗肝癌，要把中西医的临床治疗方案、手段，进行有机的合理的互补，使医学的资源实现优化配置。在力求有效的基础上，再进一步提高临床的治疗有效率。这个是张锡纯、吴老提的。如果一把刀下去，病人会问你能不能保住他的生命，能够保持多长，因为他的长期健康是最重要的。我跟吴老搞香山会议的时候，一起研究中西医优势互补，我们还长期跟吴老做十二五攻关项目。这是我引进的一个药，我那会儿说，癌症就是得淤毒，如果有一天能够不说癌，那就好了。因为大家一听癌症，就怕死了，就说得的是淤毒，能够改过来，改个淤毒的理论。因此我发明了一个慈丹胶囊的药，1998 年上市的。

我的理论是肝癌淤毒的理论，淤毒是本质，与淤中有毒、毒中有淤的淤毒互结。淤毒是哪里产生的呢？就是气滞血淤。心情好的时候，气就散了，就没有淤，如果生气的时候呢，淤就有了，所以说我们心情要舒畅，精气神要好。因为肝癌在中医药学上属于淤毒积聚，这是古代的，淤毒积聚是肝癌典型的表现，是我对肝癌的看法。

化淤解毒法的治疗是：肝癌早期以化淤解毒、疏肝理气、清热利湿，中期以化淤解毒、健脾扶正，肝癌的晚期转移为少化淤解毒、补气养血、健脾益肾。肝癌放化疗后，围手术期，坚持化淤解毒、增效减毒、扶正祛邪，化淤解毒原则贯穿了肝癌治疗的全过程。

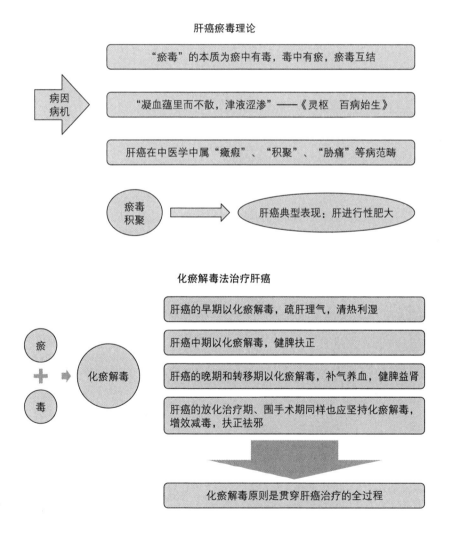

化瘀解毒法治疗肝癌

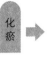改善血液高凝状态，使癌细胞不易在血液中停留、着床，减少恶性肿瘤扩散机会，增加血管通透性，使药物直达病所发挥抗癌作用，提高免疫力，减轻症状控制瘤体，提高对放疗、化疗敏感度

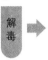对肿瘤细胞有一定的直接或间接抑制、杀灭作用，有效提高机体免疫功能，还有抗菌、消炎、退热等作用，预防和治疗肿瘤并发感染

慈丹胶囊是化淤解毒治疗肝癌的首选药物，能够改善血淤积聚的状态，使细胞不易在血液中停留着床，减少恶性肿瘤扩散的机会，增强血管的通透性，使药物继续发挥抗癌的作用，提高免疫力，减轻症状，控制肿瘤，提高对放疗、化疗的敏感度，对癌细胞有一定的直接的抑制和杀灭作用，有效地提高机体的免疫功能，还有抗菌、消炎、退热等作用，预防和治疗肿瘤并发感染。

我们在临床中，在上海搞了一个自然基金，表明慈丹胶囊具有抑制癌细胞的作用，能保护骨髓机能或机体细胞的免疫功能，减轻放化疗的毒副作用。

这是我写的四位一体，这个四位体，是将心理的疏导、药物的治疗、身体的锻炼、饮食的调养四个方面有机地结合起来，有很强的括约性和试验性。食疗、药疗、体疗、心疗好了，心里面舒服了，吃药效果也好，药吃得效果好了，饮食也好。饮食好了，病人的锻炼也有力了，体力也增加了，体力增加了以后，他有信心能做到，比如说在心理上也会轻松。这个药疗是关键，食疗是基础，体疗是补充。我提出的四个方面，就是通过四位一体治未病、杀菌预防的一个理论。健康的人如果心态好，思想放松，意念坚强，心态平衡，心情愉快，是不会生病的。一种说法是食疗不当会致病，但对健康的人而言，精气神就有作用。

对于食疗，平时注意养生对食疗也很有帮助，适当的运动也很关键。心疗起决定的作用，通过心疗的治疗，引导患者自我激励，自我放松，让患者树立起战胜肝癌的必胜信念，做到平衡的状态，等进入了最佳的状态，再配合中西医互补的治疗。

药疗起到关键的作用，不单是药物，中医的药物和中药，还包括手术，放化疗的各种方法，以手术、放化疗治疗局部，以辨证论治、对症下药调理全身，达到驱邪扶正的效果，既能大量杀死癌细胞，又能很好地保护身体的免疫功能，为肝癌的康复、生存质量的提高、寿命的延长，提供了先决的条件。食疗起重要的作用，根据肝癌的临床症状、寒热、虚实、阴阳的四纲辨证，从主观、客观到实践，提出了各种抗癌的药膳，亦膳亦治，没有不良反应。应用广泛，原料充足，制作方便，便于久服。这个四纲辨证是我从八纲辨证中，去了表里，加燥湿，再加气血两个，变成的。

体疗的积极性作用，是通过锻炼达到身体的固本的目的，使肝癌患者养成起居有序的良好习惯，通过适当的活动，激化患者体内抗癌因子的活力，增强体质，提高身体的免疫力，使人体的气血能恢复到正常，这是我们四位一体改变了肝癌治疗中只见肿瘤不见人的治疗思路，以人为本，是个体化的治疗，从而使患者的心理、生理等多方面得到调整，提高肝癌患者的生存质量。是既病防变、治未病的思想，在转移、复发前、做好预防，将中医与西医治疗结合起来，在肝癌的手术过程中发挥重大的作用，将中医药治疗肝癌的作用充分地发挥出来。

总结起来有几点，一个中心就是以人为本，健康、健美、长寿，无疾而终；两个结合，中西医优势互补，营养平衡，天人合一，扶正固本，治未病，中药养生还有重养生、追求整体观辨证论治、动态平衡的优势；三、因时因地因人制宜；四、四位一体，心疗、药疗、食疗、体疗；五、五行的相生相克，

伟达慈丹四位一体疗法治疗肝癌

1. 改变了肝癌治疗中，只见肿瘤不见人的治疗思路，以人为本（个体化治疗），从患者心理、生理等多方面整体治疗，提高肝癌患者生存质量。

2. 既病防变，"治未病"思想（三级预防），在转移复发前做好预防，将中医药治疗与西医治疗有机结合，在肝癌围手术期治疗中发挥重要作用。

将中医药治疗肝癌的优势充分发挥

四位一体疗法

达到人体的内脏平衡；六、淫要适度，不能过；七、情的掌握要适度，不能过；八、八纲辨证，要解决好；九、三个山穷水尽——精神上的山穷水尽、体力上的山穷水尽、经济上的山穷水尽，要变成三不倒——经济不倒、精神不倒、体力不倒。达成三个目标，则壮人无疾，无疾而少，无疾而终；十、理论：四大优势理论、营养平衡论、以人为本、带瘤生存。最后，未来的医学一定出现在中国，我很自信地说，未来的医学一定出现在中国，以中西医优势互补，加强团结，紧密合作，阴阳结合，集天地之精华，天人合一，要从大自然的和谐，做到以人为本、健康长寿，加快未来医学实现目标的速度。

（原演讲题目是《中西医优势互补治疗肝癌是未来医学发展的方向》）

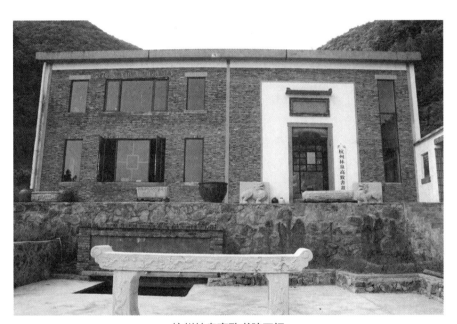

杭州林泉高致书院正门

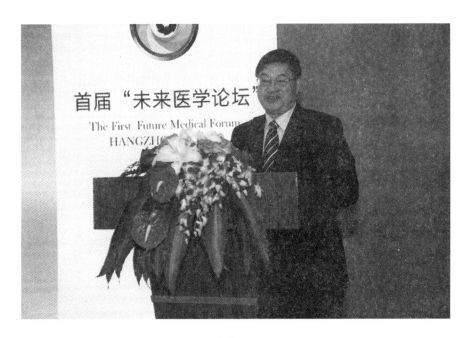

刘保延

五、中医的大数据时代

作者：**刘保延**（中国中医科学院首席研究员、中医药数据中心主任，世界针灸学会联合会主席、中国针灸学会会长、全国针灸标准化技术委员会主任、世界卫生组织传统医学顾问）

"未来的医学"这个题目的讨论很有意义，以上几位的报告很受启发。我的观点是未来的医学应该是以中医为核心、为主干，与西医学融合，中西医优势互补的一个体系。为什么会是这样呢?

1. 中医是有关"人"的医学

已故国医大师，中国中医科学院的陆广莘老教授曾反复强调：中医是生生之道，生生之具，生生之气，收生生之效，谋天人和德的一个医学体系，他认为中医学的核心是有关"人"的一个医学，与西医不同。我非常同意陆老的观点。中医与西医学都在研究人体的生命活动规律与健康维护的方法，但研究的切入点不同。

人们在研究任何一类运动的规律时，都会涉及三个要素：物质，能量与信息。由于研究的切入点不同，思维模式不一样，所采取的方法、技术就有很大的不同，所取得的结果则从不同角度揭示和解释了生命活动的规律，建立了各自的维护健康的方法，形成了各自的特点和优势。

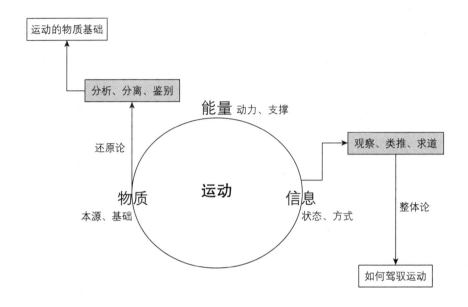

从物质角度切入。在"还原论"的指导下，从研究物质的本源、结构、物理特性等入手，往往从宏观到微观，从物质的本源出发把事物运动的规律搞清楚。其采用的方法，主要是分析、分离、鉴别的方法和技术，从事物整体到它最小的物质组成。其研究的结果，可以揭示事物运动的物质本源，再根据对事物运动物质本源来寻找把握、调节运动的方法。

从信息角度切入。"信息就是信息，既不是物质，也不是能量。"那么信息是什么？有关"信息"的解释很多，我推崇北京邮电大学钟义信教授的解释：信息就是事物的运动状态和运动方式，即事物运动呈现在空间上的性状和态势，以及这种性状和态势随着时间变化的过程和规律。信息有本体论信息和认识论信息之分。本体论信息是事物运动的自我呈现；而认识论信息是主体对事物运动状态与方式的描述与概括。事物运动离不开物质和能量，同时必然会有表现在外的运动状态和方式，根据这些外在的表现就可以测知事物内在运动变化的规律，所采用的方法只能是观察、类推和求道的方法。这种方法不可能告诉你运动的物质本源是什么，物质基础是什么，但可以告诉你如何来驾驭运动。对于事物的运动来说，前者可以告诉你"为什么"，后者可以告诉你"是什么"，但往往在现实世界中，只要知道"是什么"就足以满足人们最主要的需求了！

中医和西医两个研究人体生命活动规律和健康保障方法的学科，研究的对象都是人，但由于研究的切入点不一样，角度不同，思维的观念不一样，方法论不一样，所以反映在世界观、价值观就不同，研究的结论也就不同，建立的健康保障方法就有很大区别。简单地说，西医学是从"人体"即物质切入的，往往关注的是"人的病"，中医是从"人"及人的运动状态和方式切入的，更加关注"病的人"。西医主要从"人体"切入研究人体的物质本源，要紧紧依靠现代先进发达的科技手段。如果没有现代科技的突飞猛进，西医学也不会快速地向人体的微观层面发展。西医学的进步，也是近一两百年来现代科技进步的具体体现。可以想象若没有显微镜、没有电子显微镜，没有X光机、CT、B超，MRA等这些先进、无创的人体结构的探测技术设备，没有对微观物质生化变化的检测设备，西医学的发展结果是可想而知的。西医学在诊断上对于慢性非传染性疾病，"病理"结果往往是最主要依据，最后说了算。而传染性疾病最后诊断要找到病原体，若找不到病原体，起码得找到人体内相关的抗体以及病原体的传播途径等，总体上看诊断要找到客观的"物质"依据。从人体"物质"入手，就很容易找到患某一疾病的同质总体人群，在进行临床研究时，可以从同质人群中抽取具有代表性的样本做研究，有了结论再外推到总体去，这么一种结果别人可以重复，干预与疗效有明确的因果关系，所以是科学的。当然要拿出大家信得过的高质量证据，还要按照国际通行的规则，认真做好每一个环节，首先过程是规范、严谨的。西医学认为这才是科学的理念，才是有价值的。

中医学是从"信息"的角度切入，来研究和把握人生命活动变化规律，并建立了其健康保障的体系的。也就是从"人"外在的运动状态和方式的观察入手，"以外揣内"，应用医者的感官，通过望闻问切的方法，充分收集患者的临床表现，然后依据已有的理论和知识，对所收集的患者"运动状态和方式"进行分析理解，推求出内在的变化规律，再根据中医理论和临床经验，做出诊断和干预的决策，而患者干预后的反应，是进一步进行干预调整的重要依据。就这么一套很简单的方法，是从时空两个维度既关注患者空间上呈现的性状和态势，还关注随着时间变化的过程和所呈现的变化规律。同时中医还有个最大的特点，是把干预和人体的状态变化关联起来看。这就是所谓的"神农尝百草"的方法，结果告诉你在什么情况下用什么干预，患病的人会达到阴平阳秘、精神乃治的健康状态，告诉你如何驾驭人的健康，即回答了"是什么"的问题。但这种方法并不能告诉你"证（运动状态与方式）—治（干预）—效（干预效应）"关联的物质本源，回答"为什么"的问题。这种方法因为是要通过"人"的运动状态和方式来进行研究，所以必然是一种"整体观"，即便看到的局部，也反映的是一个整体的状态。同时，"人"的运动状态离不开人的生活环境、离不开社会，离不开人文、哲学等，所以中医学是自然科学与人文、哲学的融合，二者不可分离。正由于信息有本体论与认识论的区分，在中医学中，医者往往起到一个主导的作用，这样就形成了中医辨证论治个体化诊疗方法，中医人才培养方式，中医古籍、学术流派等在中医发展中的特殊作用等中医不同于西医学的独特特点与中医优势。

既然中医的特点在于回答"是什么"，我们就不要失去自我，陷入渴望和追求回答"为什么"之中去。本来我们这个学科不是回答物质本源是什么的，但我们现在都要去追求这个东西，为什么追求呢？我们又陷入西医学研

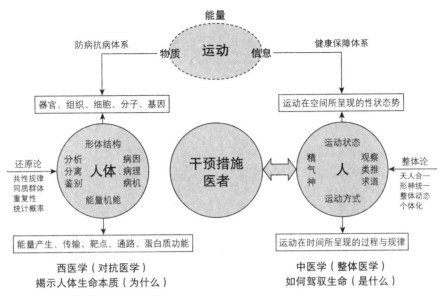

能量

运动

防病抗病体系 | 物质 | 信息 | 健康保障体系

器官、组织、细胞、分子、基因

运动在空间所呈现的性状态势

形体结构

分析 分离 鉴别 | 人体 | 病因 病理 病机

能量机能

还原论
共性规律 同质群体 重复性 统计概率

干预措施 医者

运动状态

精 气 神 | 观察 类推 求道

运动方式

整体论
天人合一 形神统一 整体动态 个体化

能量产生、传输、靶点、通路、蛋白质功能

运动在时间所呈现的过程与规律

西医学（对抗医学）
揭示人体生命本质（为什么）

中医学（整体医学）
如何驾驭生命（是什么）

中医是有关"人"的医学体系

究的方法里去了，认为只有把本源说清楚了才是科学，所以大家都渴望找到本源，好像想让大家接受中医的话，只要把我们中医说清楚了，把本源说清楚了，我们就是科学了。回想一下，我们在寻求中医证候、中医理论的物质基础、物质本源的研究中做了大量的工作，进行了多方面的探索，但从最终的效果看，似乎对中医辨证论治能力提升的帮助并不明显。目前，中医药领域"优势特色淡化，学术停滞"的问题仍然没有得到根本性的改变。所以我想，我们还是回归到我们自己的路上来，要"理论自信、方法自信、疗效自信"，中医的这条路有非常大的优势，它不需要知道物质的本源，不需要确定疾病的"病理"或"病原体"，不需要依赖对抗性的干预方法和高精尖的仪器设备，所以在新发突发传染病、疾病的早期，在慢性病终身的康复治疗中，无论从效果还是从卫生经济学方面，都有明显的独特优势。

2. 制约中医优势发挥的主要问题

以上说到，中医不依赖与分析、分离、鉴别的技术，那支撑中医学发展的技术是什么？我认为就是利用人体的信息器官进行信息转换的一套技术。人类的信息器官有外部的感觉器官（视觉、触觉、听觉、嗅觉等），它是获取信息的；有神经网络系统，它是传递信息的；还有思维器官，是加工、再生信息的；而决策信息，要经过效应器官及控制技术，再反馈回去调整决策。所以说，感测技术、通信技术、智能技术以及控制技术，就是中医信息转换的技术体系。

几千年来，中医就是靠这个技术体系来进行辨证论治的，实践证明它是有效的，是可以支撑中医学发展的。但是目前中医学所使用的这套技术体系，还是依靠人体的感官，还是很原始，虽然很可靠，但效率和能力有限，使中医的优势、潜能受到很大的限制，未能充分发挥。如中医的问诊是中医四诊的重要内容，但目前问诊的结果主要都是回忆性的结果影响了准确性。而四诊的合参主要靠"悟性"，总之，原始的技术制约了中医的发展。

同时，辨证论治是中医的核心，其根本的特点是个性化。而中医个体化，不光与患者有关，更重要的是与医者关系密切。由于在辨证论治过程中，医生在自己所掌握的中医理论指导下，根据自己的临床经验，在对人体外在表现进行感知、理解、判断、决策，而这一过程都会受到他自己所遵循的中医理论的约束，都会受到他的临床经验的约束。这与西医的个体化是由患者决定的，是由患者基因多态性决定的不一样。我这里举个信息学的例子，如果说信源是患者，而在座的都是医生，是信宿。如果你们辨证的结果"证候"是信息量的话，那么信息量的大小，显然不是由发出"信息"的信源—患者确定的，而是由医者通过对患者的临床表现归纳后升华出来的。这一特点，给中医的发展带来了许多优势，同时也给中医稳定、切确的把握以及发现个体诊疗的规律，提出了巨大挑战。但大数据时代到来，给解开这一中医个体诊疗奥秘，带来了希望，这种希望一个是"新思路"，一个是"新理念"，一个是新的技术体系。

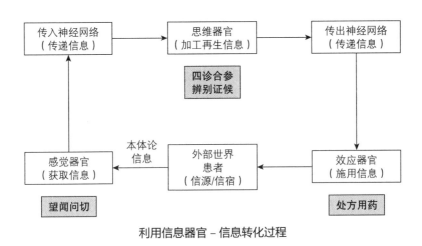

利用信息器官 – 信息转化过程

3. 大数据时代中医的机遇与挑战

大数据和互联网、云计算、可穿戴技术是同生的一个东西，个性化是大数据的终极运用，而个体性技术与大数据技术是未来的两大技术方向。中医个性化医疗，可以借助于大数据取得大发展。首先是大数据时代的新观点、新思维可以提升我们的"自信"。比如说对于"因果关系"的渴望，是自然科学领域的特点，回答"为什么"是科学价值的体现，中医学本来就是在不断回答"是什么"的过程中发展的，而目前许多研究却将回答"为什么"作为主体，花了大量财力和物力，实践证明回答的问题是很有限的，对于中医药的发展促进作用微乎其微。大数据的理念给回答"是什么"带来了新思维和新方法。互联网的思维是"链接一切"，这为中医的医患交互建立了一种新模式，为催生符合中医的服务模式和服务业态提供了可能性。可穿戴技术为我们中医获取了人体的状态信息、动态信息，提供了一种很好的工具和手段。

大数据时代，首先需要转变科研的范式，也就是改变我们的世界观、价值观，改变我们的技术体系。这样我们才可能回归自我，从西医价值观、科学观的束缚中解脱出来，否则我们永远是不科学的，不能被大家所接受。我们还要建立符合中医特点的方法学，如辨证论治疗效评价的方法。以前，临床疗效评价都在评价一个固定的、单一的干预方法或药物，而辨证论治的干预，药物是根据患者的治疗反应和医生的判断动态调整的，如果用评价某一个药的方法，必然成为同一个病、同一证候、同一药方的疗效评价了，这样辨证论治的疗效还是不知道。既然医者是辨证论治的核心，我们就可以采取评价医者的策略，评价医者治疗某种疾病的疗效，结果推荐给大家的不是一种药方，而是某一个医生。这种研究将采取全样本、混合大数据的研究设计，而不是抽样的精确小数据的研究。同时我们提出"辨证论治个体化医疗的 4.0 工程"的思路，希望借助现在的技术手段，使中医望闻问切能够从 V1.0 手工阶段发展到 V2.0 数字化、V3.0 智能化、V4.0 的一体化阶段。在过去 10 多年的过程中，我们在医院已经建立了"临床科研信息的共享系统"，基本解决了利用临床实际数据来开展真实世界临床研究的技术体系问题。目前已经在 20 多家医院当中应用，开展研究 100 多项。

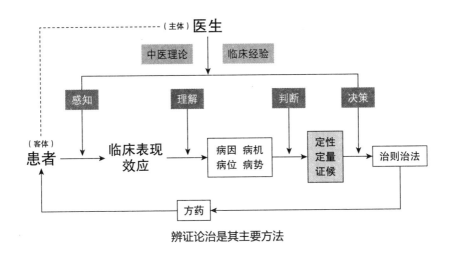

辨证论治是其主要方法

同时，在前期临床评价研究的基础上，建立了中国中医科学院中医药数据中心。数据中心的硬件架构、中医智慧云平台已经建立，现在正在做全民健康保障信息化工程中中医药部分，要建中医药的国家数据库，建立中医大数据创新应用的共性技术平台和应用技术平台。目前利用病历首页数据，开展医疗监管的平台已经建立，有全国 500 多家医院、1500 多个中医药重点专科的首页数据 3000 多万；涉及全国 10 个试点省，将近 5000 家中医馆的健康信息云平台正在建立之中。最近正在筹建中医健康大数据产业技术创新联盟，到目前为止，已经有 50 多家医院、研究机构，以及一些企业，还有经营机构都加入其中，我们特别欢迎大家能够通过这样一个联盟，把数据思维和技术有机地整合起来，为我们中医药学的腾飞奠定一个基础。

4. 未来医学是中西医融合的新医学

最后总结一下未来的医学，我认为应该是以中医的医学体系为核心，包容现代医学体系，从而共同构建一个中西医融合的新医学体系。有些人可能认为这是"狂言",中医医学体系为何可以成为"核心"？我认为中医的医学体系是一个智慧的医学体系,它是靠高思维,不是靠医学设备建立起来的。过去从农业经济、工业经济,到目前的知识经济即信息经济,这个是历史发展的必然,是从有形东西、从研究物质世界开始,必然要走向知识的世界、信息世界。而中医是建立在信息、知识的基础上的。所以将来的医学体系肯定是以中医医学体系为核心,是把所有的物质世界整合起来的一个体系。这是事物发展的必然规律。

所以我认为中医学前景光明,未来必然是以它为核心的,关键的是,这个核心不光体现在医学本质上,还体现在未来服务模式上。将来的服务模式不是像现在这样以医院为核心,将来以维护健康为目标,人们为了健康不需要总去医院了,而是从一开始没得病的时候就可以居家或就近进行调理,医患可以不见面就面对面,而且将来干预措施根据需要会送上门的,让病人在家门口就能享受到,相信这些都不是天方夜谭,而在不远的将来均会成为现实。而要做到这样,中医学必然首当其冲!

我想这就是我们的未来,希望我们的未来能够成为我们大家共同去努力发展的未来。谢谢大家。

（原演讲题目是《大数据时代中医发展的机遇与挑战》）

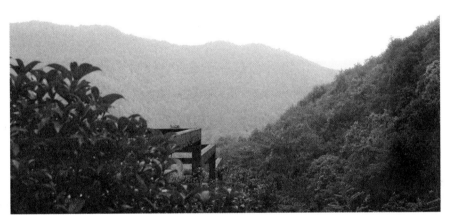

书院外景之一

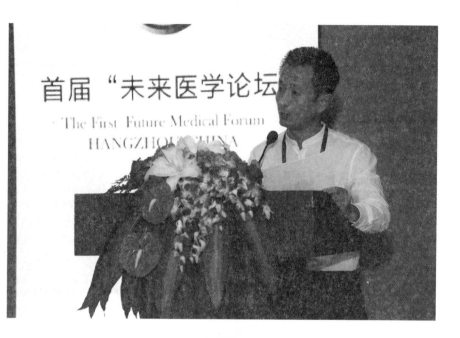

左常波

六、微针调气治神，开启生命之源

作者：**左常波**（广州中医药大学左常波国际针灸研究中心主任、博士生导师，广东省中医院主任导师，澳门针灸学会会长）

　　作为一个临床医生，我用了 22 年的时间，深入探索和拓展了针灸领域一个极具研究价值的方向。我今天的演讲题目是《以针演道：微针调气治神，开启生命之源》。

1. 由中医元典到丹道修炼

　　首先，我们看一下，从中医经典到丹道修炼。

　　中医的元典是《黄帝内经》，整个一部《黄帝内经》，它深入阐述了精气神的生理转化机制，而传承千古的丹道修炼体系，看似广大精微，奥妙无穷，也不过是在身体上实践和印证了精气神的层层转化以及次第的程式。我们知道，道家说"顺者为人，逆者为仙"，《黄帝内经》这套体系呢，为我们展现了一套顺向的生命转化过程，而道家修仙体系，为我们展现了一套逆向的生命过程。这是非常有意思的。作为一个医生，我们如何去弄清生命本身的内在逻辑，然后在这个前提下去开发生命深层的潜能，这是值得临床医生深入研究的重大方向。

2. 丹道法程与以针演道

接下来，我们探讨一下丹道修炼的法程和以针演道两者之间有没有内在的联系？就丹道修炼而言，从炼己筑基开始，到进入实修的炼精化气、炼气化神、炼神还虚、炼虚合道、虚空粉碎的各个阶段，每一步各有明确的目标、实现的路径，以及达成目标后的火候和征象。而每一步达成的目标又是下一阶段的启动条件，如此环环相扣，一步步达成了精气神的转化，我称之为"生命气化的级联式程序"。

这是我本场讲座的一个展开。其实，在我们生命的深层，已经存在一个完美的程序，这是生命诞生之初就已经预设好的，我们可以称之为"顶层设计"。我们参照丹道修炼的整个程序来看，修炼过程的每一步都成为下一步的一个开始，这是一个重点。

我为什么称之为"生命气化的级联式程序"呢？可以这样讲，按照精气神的内在转化规律，我们以微针调气和微针治神为手段，充分地创造了一些条件，让生命的转化一步一步地实现，一步一步地达成完美。进一步讲，如果我们充分满足了 A 条件，那么它必然出现 B 这个结果，当 B 这个结果出现以后，我们再以微针调气、治神作为手段，充分地满足 B 这个条件，它就自然而然地达成了 C 这么一个结果。所以我称它是一个"级联式的生命气化程序"。那么在深刻领会丹道修炼法程的基础上，我作为一个针灸医生，从微针调气治神入手，完全可以在某种程度上演绎修道的全过程。这是我这个讲座的一个展开，跟大家分享一下。

3. 以针演道体系的建立

这套"以针演道"的针灸体系是如何建立的呢？大家看一下。我用了22年的时间在这个方向上做了深入探索。我在浸淫传统针灸、参透董氏奇穴的基础之上，旁鉴丹道精华，别开一线法脉，创立了以针演道逐节功夫，广大甚深微妙法门，简称"以针演道微妙法门"。尝试探索大一统的针灸公度模式，行祛疾之术，演续命之法，合修真之道。

我设立了三十六路针法，环环相扣，步步为营——演绎丹道的法程，逐级推进次第的功夫。这是什么意思呢？这套针灸体系，它完全是建立在传统针灸基础之上，然后从"董氏奇穴"这套民间的体系里面找到其内在的游戏规则，又在丹道修炼这个体系当中发现了生命运行的内在逻辑。以这个逻辑为参照，以微针调气和微针治神作为手段来演绎整个过程。这就是我今天要探讨的"以针演道"。

至于这套针灸体系的形成呢，其实有一个过程，首先，工具的改变带来了技术的革命。在《黄帝内经》时代，有九种针具，其中有一种最细的针叫毫针，又称之为微针或小针。我不知道在座的各位针灸医生用针习惯是什么，在临床当中很多人喜欢用0.35mm直径的针灸针，后来针具越来越细，有人用到0.32mm直径的针，到后来有人用0.25mm的。我曾经有过一段非常特殊的工作经历，我用0.12mm直径的微针去调整病人，发现了很多奇妙的临床现象。用最微细的针，病人的身体可能没有很明显的感觉，没有明确的酸、麻、胀感，但是在医生手下却有非常细微的气的感应。

谈到这一点呢，我要给大家分享一下我的学习经历。我在1993年从山东中医学院针灸系毕业以后，在一家公立医院工作了十年，我还在北京中医药大学读了三年的研究生，阅读了大量古今中外的针灸文献。应该说那段时间，那十年的时间是我的针灸体系沉淀积累的过程。2003年之后到2011年，这段时间其实是这套体系的一个构建期。这段时间我去了澳门，完全改变了一种工作模式。这个工作模式是什么呢？这是个高端医疗中心，我们面对的病人不多，但治疗的疾病谱发生了很大的改变，不是单纯的疼痛，有很多慢性、迁延性的多系统病变，那么怎么办？这些病人很怕针，他每个月过来治疗的次数又不多。那个时候我就想到了要改变一下针具，用更细一点的毫针。在那段时间，我才集中地观察了一些奇妙的临床现象。这是我的一段学习经历。

临床中发现了很多奇怪的现象。有些人在针灸时没有任何的感觉，但在留针的过程中，出现了很多奇妙的"气化反应"。比如说，扎完针在留针的过程中，给他盖上被子，他会觉得脚底冰凉、冒风，这其实是排寒气的过程。还有人呢，会有丹田发热、命门发热的现象，有些时候是同时出现丹田、命门发热，甚至有一股热流沿着任督二脉循环。这里面有很多很特殊的现象，比如说，有些人在气冲病灶的过程中，带动着身体在床上不自主地做一些运动，我们发现了很多。还有人出现了一些超验心理学的现象，比如说在留针时，病人非常安静地躺在床上，闭着眼睛，可以内观到一片光明，他的身体整个是光明的。甚至还有人感受到他的灵魂脱离身体，他从空间的上方看到自己的身体，看到周围的一切。由于针具改变了，用最细的微针调气、治神，才发现了这样一些特殊的现象。

作为一个医生，我观察到：出现了这些现象以后，临床疗效发生了极大的提高。我就充满了兴趣，我要找答案。我在寻找答案的过程中，综合研究了中医的元典《黄帝内经》以及丹道修炼的经典。当我深入研究丹道修炼的体系以后，我发现我们的古人把身体作为一个研究对象，已经很深入很透彻地发现了这个过程中出现的所有现象。这就是我在寻找答案的过程中找到的一个方向。下面我跟大家做一个交代。

4. 以针演道的次第针法

接下来，给大家讲一下"以针演道"的次第针法。在这里先给大家解析两个关键词，一个是次第。什么叫次第？次第在丹道修炼的过程中非常重要，只有充分满足了 A 条件，它才会达成一个 B 的结果，B 的结果出现以后，我们再利用一些手段充分地满足 B 这个条件，它才能够自然而然地出现 C 这个结果。这就是次第的意思，所以说我称之为"级联式的生命气化程序"。它是一个次第，每一步都绕不过去，当每一步充分满足了以后，它自然而然地进入下一个步骤，这就是身体内部的运行逻辑，这是一个水到渠成的过程，不加人为，自然而然。我通过这么多年的探索，被中国几千年遗存下来的丹道修炼体系所深深折服。应该说，我探索的这个针灸方向，即是我用微针作为工具，印证了丹道修炼的逐节功夫和次第法程，如此而已。

第二个关键词是什么呢？是针法。大家知道，针法非常非常重要。今天上午听刘保延教授的讲座，我觉得非常精彩，我受到深刻的启发。作为针灸医生，他的工具就是一根针，一根很微细的针，对不对？我们这个世界是由物质、能量和信息组成的，而一个细小的针具，它作用在身体上，首先是一个微弱的信息启动，接下来发生一个级联式的能量的驱动，在能量的驱动下，实现了物质的运动、物质的转换。我认为针灸是从这儿起效的。

这个针法是什么意思呢？我们从信息角度去看，就比较容易理解了。比如说信息的输入有端口，对不对？那么对于针灸而言就是讲究"穴位"，这是信息的端口。但输入信息还有讲究，它的参数，这就涉及我们的针法，对吧？那么信息还要讲究它的通路，其实就是经络系统。我觉得从信息的角度来理解针灸，来了解生命一步一步的转换，了解精气神的转化，这是一个非常方便的法门。

我研创的这些针法，跟传统的针灸体系里面所讲的针法有所不同。在我构建的体系里面，我运用的元素不多，其实就十多个穴位左右。我把不同的穴位，按照不同的逻辑、不同的顺序方式组合起来，准确地说，把这些穴位有机地进行配伍，形成了我的针法，针法即阵法，以穴为兵，排局布阵。我觉得任何单个的元素，每一个穴位都不是最重要的，按照一定的逻辑建立起的这个关系，才是最重要的。所以我们先解析了一下次第和针法这两个关键词，接下来就容易理解我所讲的这个体系了。

说到次第针法，我们以丹道修炼的法程为参照，它有些讲究，比如说，修道之初先去隐疾。就是说，在修道的开始呢，我们首先讲究要把很多的隐疾祛除，对吧？那么治病本身对于临床医生而言是终其一生的追求，对不对？所以说在修道之初先祛隐疾，这个跟治疗就结合在一起了。

在我构建的针灸体系里面，就技术层面而言，共分为四类技法，我称之为"三调一治"。什么叫"三调一治"呢？所谓的"三调"就是调气、调血、调经筋，用微针去调气，用三棱针或者是用注射器针头来放血，还有用粗针调经筋。"一治"是治什么呢？是治神。这四个非常简单的技术，在一套全新的逻辑指导下展开。我觉得作为一个临床医生，我们面对的首先是疾病，但这不是最首要的，因为疾病长在身体上，我们更首要的任务，是要了解身体运行的内在逻辑是什么。丹道修炼的这套体系，它深入阐述了精气神转化的内在逻辑，这套逻辑给我提供参照，我在此基础上建立了这套针灸体系。我觉得这个很重要，因为身体的逻辑才是最重要的。当我们把身体调顺了，好多的疾病就迎刃而解了。

用微针调气这个手段，在治病方面非常值得我们关注的一点是什么呢？就是它精准的"靶的"效应。前两天我在杭州举办了第八届针灸学术年会，我主讲的一个题目叫《精准医学的微针时代》，就探讨了这一点。在微针调气治病的过程中，它最突出的一点就是产生精准的"靶的"效应。在中医里面我们讲究气至病所。我觉得对于一个医生而言，首先把你的元气调理充盈了，然后让所有的通路都是畅通的。这个时候，充盈的元气以通畅的经络为媒介，会产生精准的气攻病灶的反应。我们在治病的过程中，经常出现这样一些反应，就是哪里有病，气就往哪里走，哪里发热，哪里发冷，哪里有一些气窜的感觉，甚至有一些类似疾病症状发作的感觉。有很多人这些病治好了以后，很多年前的一些老病根也会翻出来。我觉得在气攻病灶，产生精准的"靶的"效应方面，这是一个非常重要的方向，这里就不展开细讲了，因为接下来另外一个精彩的讲座是由郭松鹏医生讲的，他会在这个方面做细致而深入的展开。

（1）炼己针法

我谈一个炼己针法。在座的有丹道领域里知名的胡孚琛教授，还有盖建民教授，他们都是我的老师，在这个领域里面，他们是泰斗级的学者。我们知道在修道之初，有一个炼己筑基阶段，是以炼己还虚为切要，对吧？道家讲究的是性命双修。首先要修命功，返老还童，添油续命，延年益寿，然后接下来，可能会朝着灵性方面去修习，对吧？首先让你的生命延长，然后有更长的时间，更多的机会去达成那个灵性方面的解脱，所以它讲究次第功夫。前面讲的，一步一步地开发，首先把老病根去掉，先祛隐疾，当所有的病祛除了以后，为修道的过程扫清了障碍。接下来很重要的一个阶段，就是所谓的"修道之初，以炼己还虚为要"。什么叫炼己呢？炼己，其实是对心性的修炼，达成心不为识神所劳，身不为物欲所牵，是以对境无心。这个非常难，让我们放下是非常难的。

我在临床中发现，很多重大疾病，背后都有极深的心理因素参与，我不知道大家认不认同？特别是一些代谢性的疾病，像肿瘤这样重大的疑难病，它背后都有一些心理的因素参与了。有时候病人能意识到自己有心理的问题，有些人他意识不到，但是他有一些表现，譬如失眠、焦虑、抑郁，他会认为是因为有很多事情牵绊，才焦虑的，才不安的，才烦躁的，才强迫的，很多人都会这样认为。而我的答案不是这样，我认为很多重大的疾病背后都有心理的问题，而很多心理问题的背后都是因为很多病人存在着一些不好的心理定势，这更多源于童年成长过程中的原始创伤所导致的性格缺陷。那么在这个过程中，我们通过微针治神的手段，让很多的病人在性情上发生了改变。所以微针治神治疗心理疾病，是非常值得我们关注的。举例说明，某70岁肿瘤患者，在针灸调理的过程中，其从小就有的强迫性格慢慢改变。还有某位32岁的患者，在微针治神的过程中，脑海中出现了胎儿时期在母腹中的情景，听到父母商量要打掉胎儿的谈话，经落实其父母果真如是，从此该患者性情改观。

（2）筑基针法

所谓的筑基，其实是打好修炼的身体基础。在正式进入丹道修炼程序之前，有一个百日筑基阶段，这个环节的重要目标之一是补亏填精，把先天肾精补足了，让身体恢复青春活力，为进入炼精化气阶段提供物质基础，筑基针法即是为此而设。这恰恰印证了古人所言"只要一息尚存，犹可添油续命"。我们曾经在很多慢性病的治疗当中，让一些七八十岁的病人可以恢复性功能，恢复青春活力，我认为这是一个非常值得我们关注的方向。

（3）小周天针法

第三个我讲到所谓的小周天针法。当你完成了第一个目标，下一个目标就有可能达成。那么这些东西，其实我们也有相应的针法去促成它。在整个过程中，丹田的元气充盈了，然后我们用立极针法来开启命门相火，这是一个蓄势待发的过程，它是一气贯通的，不是人为的，在留针的过程中，它会有一个突破的力量，势垒穿透，一气贯通任督二脉。这也是一个非常重要的研究方向。在此过程中，既可以祛疾，又可以续命，还可以成为助道之品，引领进入更高层次的灵性修炼。

第四，我谈到了一个题目是"针灸辟谷"。因为在修炼的过程中，常常会进入自然的辟谷状态，丹田气足不思食。当元气充盈的时候，人不觉得饿，那就不吃，但是不吃还精神抖擞，而且体力越来越好，少则七日，多则半月，甚至更久的时间。在针刺当中，我们演绎了辟谷的整个过程，可以充分地进入这个状态。后来我们发现，在通过针灸来达成辟谷的过程中，对很多重大疾病，特别是一些肿瘤性疾病产生了非常好的效果，很多人会出现各种排病反应，有些人会排出宿便。我有一个乳腺癌、卵巢癌患者，在第二次针灸辟谷之后，有二十多天持续腹泻，每天排出污浊秽臭的大便四五次，预后良好，其人之性情及阴寒体质完全改变。

最后，我做一个总结。我可以用八个字来概括漫长的针灸探索历程：参透、放下、超越、回归。在这个过程中，我认为自己只是探索了针灸领域中一个可能的方向，而且是极有建设性的方向。这个研究方向对我们的针灸临床可能有极大的启发意义。这是我的一些体会，这个体系是以微针调气治神，别开法门，模拟丹道修炼的整个法程，促成精气神的内在转化，开启生命之源。一言以蔽之：以针演道微妙法门，以纤毫针，演微妙理，行总持法，开方便门。

这是我的报告。我再用一句话结束我的演讲：世界之大，不逾眼界之开阔；眼界之宽，莫若针尖之微茫。

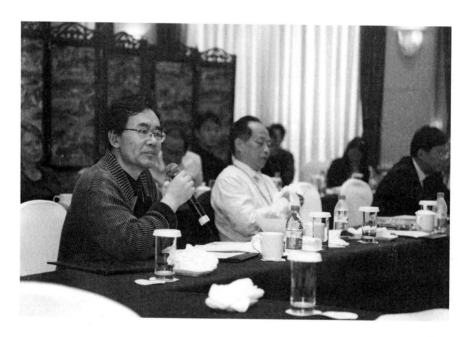

郭松鹏（左一）

七、针灸理论体系的重构

作者：郭松鹏（正高级主任医师，1984 年，山东中医药大学毕业，1990 年黑龙江
中医药大学硕士毕业。先后在潍坊医学院、潍坊市人民医院、瑞士 Chinamed
Zentrum Basel，Zentrum für TCM Zug 工作，现为 CHinatur GmbH 私营诊所业主）

我今天要谈的核心内容实际上是一个全象息经络。从针刺的气至病所现象开始，从穴位的靶的器官入手，用实证的方法获得的证据，递进来解释什么是全象息经络这个命题。下面是我这个谈话的要点：

1. 全象息经络，不是理论，也不是假说

我们预言，在未来，全象息经络会成为未来医学的亮点。为什么叫全象息经络呢？这里取一句话"在天成象，息息相关"。这里边有几个图，这个网络图不是真实的，这是借助的一个概念，实际上我们目前能够画出一个真实的网络图来。人体的真实的网络图，它就是一个经络图。这个经络不仅仅是正向的，同时，存在着一个非常重要的横向经络。这个横向的经络是人体的体节现象。这个体节现象在组织胚胎发生学上，已经出现了目前最前沿的、最新的研究报告。人类的胚胎发育是一节一节发育的，是由单细胞然后向双细胞，然后这两个双细胞共同地完成第三节。也就是说，在生物的建造学上它是这样。首先形成一节，然后形成第二节，这两节共同形成第三节。横向的经络就体现这一个问题，就会体现出生物的体节现

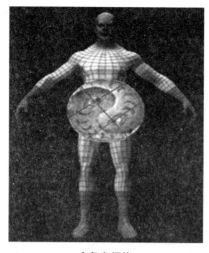

全象息经络

象，这个体节并不大。把体节的概念能够引用到我们这个经络系统来，并且用实证的方法，实证出来，我们就可以成功地解释穴位的共性和特异性了。也就是说，经络的工作原理，也逐步地会被解释出来。

这个全象息经络不是理论，也不是假说，这不是我想象出来的，也不是我借鉴了以前的一些资料来推理出来，而是我们用针，一针一针地扎出来的。从临床，从人体，从活的人体上获得的证据，获得这些东西，我们叫 Real World Evidence。

今天要谈的有几个要点，第一个就是针刺"气至病所"现象与穴位的靶的器官。

第二个就是古技新生针刺、提取和识别人体生物信息的技术。就是我们怎么能够用这根小针把人体体表的一些信息提取出来，就是这样一个技术，实际上是非常古老的技术，非常简单的技术。

第三个就是古技新生的第二技术：经络的探测技术和识别技术。这个技术也同样是非常简单的。就是由指头摸，核心一点就是你指头摸就能摸到经络。我想在《内经》那个年代也没有技术，也没有机器，他们用的方法都是一些非常朴素的方法，非常简洁的方法。但是它需要一个高的思维，非常复杂的思维。

第四是我们要谈的就是定性的研究方法和试误方法对我们指导意义。我们观察的目标是病人的感觉、感受和感知，所以说必须有定性研究的方法来研究，要符合现代人研究方法的一些规则。

第五就是跨越障碍。我搞这个东西的时候，和我夫人合作。我夫人是一个西医医生，是妇科医生，可以说是中西医结合。在很多问题上，在研究观察这个东西，获得证据的时候，我们确实否定了很多的东西，跨越了很多的东西。第一个大的跨越就是跨越了中医和西医的界限问题。在我们家中没有中医和西医。

第六是我们到底发现的是什么。

第七是如何绘制全象息经络的这个图谱，就用我们这个技术和我们提出来的这些信息，依据这些东西，在未来画出一个全身每一个部位的穴位位点和靶的器官的对应的图谱。

2. "气至病所" 现象与穴位的靶器官

搞针灸的都知道，法国观察到的这个耳穴和张一清教授指出的第二掌骨的穴位的点对应，那些点都是对的，这耳穴的点也是对的，但是他们那个图谱是错的，这很有意思。第二掌骨在上面，按照我们这一针一针扎出来的靶的信息，它是分着三节，也就是说有三个全息节，全息单元。那么按照这个推理，中国在手上掌骨这一块，就是三节，每一节的信息都是一样的。这样就可以解释合谷和董氏奇穴的灵谷以及其他的一些穴位为什么会出现特异性和共性。

我们搞这个东西也是个逻辑的东西。第一个问题就是气至病所现象和穴位的靶的器官，利用书上的一句话："刺之要，气至而有效，效之信，若风之吹云，明乎若见苍天，刺之道毕矣。"

我以前是一个内科医生，真正体验到针灸的疗效也就是最近这三年的时间。在针灸机制里面，有一个机制是非常神奇的。它不是神经系统，也不是其他的系统，而是一个独立的系统。刚才左常波师弟他讲过信息医学，我们会长也讲过信息医学、能量医学这方面的知识，这方面的东西，它就是一个信息。你要是真的能碰到哪一个信息，能量马上就会传到靶的器官去，然后在靶的器官产生一种强大的效应，所以说我们的命名也叫自愈系统，自稳、自控和自愈。我们没做什么，我们只是将针尖儿踏到了那个点上，信息传入了启动靶的器官，发生一系列的改变。非常神奇的。像更年期的妇女又来例假，性欲淡漠的可以马上让她感觉到在靶的器官温热起来，性欲再次生发。

（1）董氏奇穴

我们主要研究是受"董氏奇穴"的启发。"董氏奇穴"这一穴位，实际上是一个靶的器官，它最大的特点就是它强悍的疗效，临床疗效之所以强悍就是来源于靶的器官，非常明确。另外我们受到的启发就是左常波先生倡导的这个气化学说。他有一次在微信上，给我们做了一次讲座，在讲座之后的20天当中，我的大脑当中发生了一个非常奇异的现象。这个故事可以讲一讲，随便插进来一句。左常波在那里讲课，我的病人在另一个房间到时间了，我进去给他取针，那个病人突然跟我说，我看见你身边有几个人在教你如何针灸。我说哪儿，什么样的人，是一些老人吗？他说，好像是你上学的时候的一些教授。我说我没有啊。当时我非常害怕，头皮都发麻。之后我闭门了20天，大量的思维涌现出来。我将"十四经"的图谱、穴位摆在一起，"董氏奇穴"摆在一起，我就观察它的这个靶的效应，靶的器官是在哪儿？我发现了，这些东西都是成节的，一节一节的。其中"董氏奇穴"有一个三气穴，它是每一寸一个，每一寸一个，一共三个。这三个穴位任意扎哪一个穴位，都会到达盆底。一个是治疗女性性淡漠，再一个治疗痔疮、治疗便秘，正好是盆底，在下边，在会阴部。这三个穴位都是一样的，为什么它会一样呢？这个穴位，同样的穴位会有规律地重复出来，有规律地呈现，这就是体节。

我们的人体是一节一节地形成的。

（2）用经典穴位反向证实"穴位的靶器官原理"

这里再举一个例子就是太渊穴。你看太渊穴，"太"，是大到了极致的意思，"渊"，深涧、深洞，故名太渊穴。你看不懂它在说什么，我也感到很纳闷儿，很困惑这个事情。再一个它又叫太泉，要像水流一样，像源泉一样。这样的描述不属于医学描述，是让人无法把握的。再一个又将太渊穴描述为鬼心，从"鬼心"看来还与这个思维和神志有关。他那个地方是错误的，如果以太渊穴治疗肺病作为它的靶的器官的话，我们已经给它做出来了。太渊穴的拔壁器官就是肺、心这一段。向上向下走，也就是手垂下来，向下走一毫米，不到一毫米，它的靶的器官是头。就是说，前边这些人，肯定有人做出来，他把这个针往下扎了一毫米，扎出来安神的作用。所以它也是太渊穴的原因。

每次给病人针灸之后，我们观察到的病人的反应，为什么会出现靶的反应？在病灶，会出现哪些反应？第一，在病区会出现跳动、波动、扯拉、舒适的松弛感，微热、发凉，凉冷的感觉，还有酥麻的感觉，像蚂蚁、虫子爬行的那种搔抓感。病人常常描述为有什么东西聚集在病区，就好像在工作，在修复一样，在那儿被启动起来一样。

再一个就是全身性的反应。病人有些穴位扎上针之后，他会迅速地出现全身的心理、精神的愉快感，那种感觉，非常舒适。还有就是遍布全身的酥麻舒适感。真要是针尖儿踏到那个点上，"唰"一下，全身就出现那种感觉，全身能量像潮汐一样涌动。还有一些会伴有生殖系统的动感，病人可以清晰地告诉我们，是左卵巢，是右卵巢，还是子宫，这是一般的没有医学知识的病人，他的可信度不大。这里有一个常年在我们这儿做治疗的医学理疗师，他就比较了解解剖知识，他就能清楚地告诉你，是左卵巢，是右卵巢，还是子宫。还有一个现象就是，常出现难以遏制的睡意，并迅速地进行深度睡眠。我们这个针很让我们惊奇，也让我们感到很好笑。有的时候这个针还没扎完呢，我们准备扎五根针，结果一两针，病人就睡着了，你再问他问题他不回答了，就这么快出现类似于催眠的效果。这种现象很可怕，对医学来讲，这就是很让人惊奇的一种现象，很可怕的一种疗效了。那个针尖儿扎到穴位上，病人马上就睡了，并且病人会有一种被清空的感觉，大脑有一种昏蒙的感觉，就是一下失去自理的能力，被清空了。还有一些病人会出现小周天的反应，刚才左师弟已经说了，大周天的反应，就是这个大周天围绕这个能量的循环，是这样循环的，是一个水平面的循环。很多病人描述得非常清晰。

在病理状态下，针刺刺激穴位可以启动体表的某种机制发生信息，然后通过某种途径信息被传输入内，激发全身能量和病灶靶器官的能量的聚集。在生理状态下，对健康正常人用同样的针法，同样也能做出这种靶的效应来。这种针刺靶的效应，可以作为生理状态下提取穴位靶的器官效应的原理和判定标准。我们就是依据这个来发明这项技术的。就是说，你能做到气至病所，我们就可以在生理状态下，也能够做到要这个针刺的感觉到达器官。

3. 针刺提取和识别人体生物信息的技术

我们这项技术未来要做的事情就是要画一张人类全身体表全象息靶的器官对应图出来。这将是一个非常宏大的工程，我们自己完不成。我们要做的就是要用一根针，从体表提出信息来，建立一个信息生物库。我们找出来的这些东西，全象息可以很圆满地解释，但没起作用，这只是在我们发现的这个体节信息当中，它的七个比较重要的点而已，其实还有很多，就在督脉上和任脉上，还有很多很多跟它一样的穴位。它的靶的器官都是一样的穴位，只是这七个比较重要，好像比较重要，但是在我们看来都一样的。

针刺提取和识别人体生物信息技术的临床观察研究方法

针法	目的	自身对照	个体间参照	群体间参照	域间参照	线间参照	面间参照	经络间参照
单针法	单点	X	X	X	X	X	X	X
N 针法	多点	X	X	X	X	X	X	X
N 针法 Nr1	线	X	X	X	X	X	X	X
N 针法 Nr2	面	X	X	X	X	X	X	X
N 针法 Nr3	多面	X	X	X	X	X	X	X
域针法	局部	X	X	X	X	X	X	X
验证经典	矫正	X	X	X	X	X	X	X

第一个就是用一根针扎，第二是用两根，第三用三根，用排，用一堆，我们找平面，先是一个点，一条线，然后一个面。这个东西做起来很不容易，我们在一个小的区域，一扎一排针的话，扎十根针病人就很不愿意了，我们冒着很大的风险做这个事情。

利用这一套针法，第一解释穴位的特异性和共性。再一个可以纠正老穴位、这个经典穴位可以纠正它，让它说得更明白。从靶的器官这个角度说这个穴位合谷就是对应头的，所以说，头面合谷收。列缺是对应颈椎的，所以说它是治疗颈椎、颈胸段这个疾病的。再一个预测新穴位，用这个针法以后发现新穴位，易如反掌。全身到处都是穴位。并且也搞了一个标准，只要做出了这个点符合这个标准，就可以认为是一个有效的穴位。

4.体表经络探测技术

我刚才说了，我们在国外的诊所，它不让用西医。我们用的方法就是推拿和针灸，跟古代的原始状态，《内经》时代差不多，可以说一样。这就逼着我们把目光投向我们手的感觉和针的感觉，就那一根针，就这么两个东西，我们必须把它做到极致才行。所以说经络，体表经络探测技术，我们认为现在借助于筋膜原理、筋膜学说，我们认为这个经络是可以探测出来的，可以摸到的。这是我夫人在一个病人身上摸到的区域感觉，我们叫经络线。让这个病人用碳素笔画这条线的时候，还没画完，病人已经睡了。我夫人没有特异功能，她是非常一般的一个大夫。

用我们这个针提取的信息，这里边很有意思，也很难看出来。可以看到这就是上半身，头面剖面上半身对应的这个，然后又一个剖面，上半身儿，然后到了腰骶，然后这边是小腹。当时取的时候，在这个位置，扎的那个针的密度非常密。等做完了之后，她的小腹部，丹田的温热的感觉特别清楚，非常舒服。古代人发现穴位、经络，我们认为就是用这些非常原始的办法发现的。

这边有一张图，大家可以看到一个非常有趣的现象。上边这个黄的是胶原纤维，看到其中有一根是在这个细胞膜上。这是细胞膜上最重要的一个蛋白，就是能粒子传输的一个东西。胶原纤维正好是踏在这上边的，跟它是相接的。筋膜理论在分子水平上我们就可以看到胶原纤维是跟细胞膜的项前蛋白是连在一起的。在胶原这个研究范围之内还有好多图，这没法展示出来。体表探测经络判定有一个标准。这些在气功里可以解释，用全息完全可以解释出来。

这是我们经过很艰难的一个过程。从开始发现这个针法，到提取信息，然后一排一排的针扎，一个面地扎。这个东西意义挺大，它大到一个什么程度？我们可以说，我们可以做，我自己可以做一些预测。当然，还需要在座的，还需要整个医学界在未来的一段时间，对它进行重新的认识。今天我打算向大家汇报的，实际上就是两个技术，一个是用针刺提取和识别生物信息的技术，再一个就是经络的探测技术和识别技术。

（原演讲题目是《基于东方智慧的人体隐形自控自稳系统》）

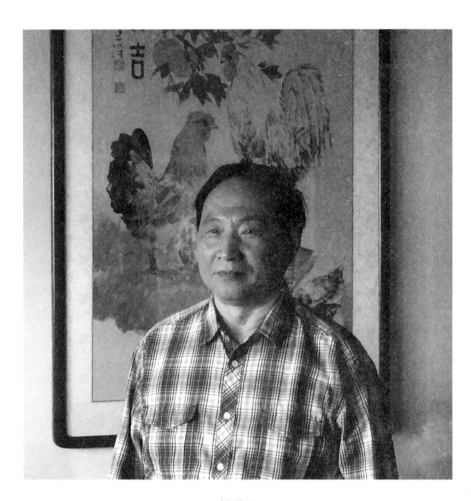

胡孚琛

八、新道学与新医学

作者：胡孚琛（全国老子道学文化研究会会长，中国社会科学院哲学研究所研究员，中国社会科学院研究生院教授、博士生导师）

我今天讲的，是从道学文化看疾病和医药学。因为我是中国社会科学院哲学研究所的，主要是研究儒、释、道、医的哲学，所以我主要从道学文化，来看看我们传统医学对这个疾病和医药学的看法。

1. 从我的三本书说起

我先介绍三本书，都是我自己写的。一个是《道学通论》，现在好多大学当作研究生的教材；一个是《丹道法诀十二讲》，这本书我花了三十多年，调查了内丹和密宗，主要是钱学森老师分配的任务，叫我给他的人体科学做贡献；再一个是《丹道仙术入门》。这三本书都是 2009 年，由社会科学文献出版社出版的。

我本人在"文革"前是南开大学化学系毕业的，"文革"中在医院干了6 年，后来碰到钱学森教授，他叫我改行调查内丹和密宗，结果我前后花了30 多年时间，写出了《丹道法诀十二讲》。我认为，中国文化有八本书，西方的科学和哲学都没有超出这八本书的水平。第一本书是《道德经》，第二本是《黄帝内经》，第三本是《周易参同契》，第四本是《孙子兵法》，第五本是《伤寒杂病论》，第六本是《周易》，第七本是《鬼谷子》，第八本就是

《大方广佛华严经》。这八本书呢，就是中国文化儒释道的精华。实际上，在这个方面这八本书的秘密远远没有解开。

在中国中医科学院基础所有一个老专家陆广莘研究员，一直认为中医这些年把魂儿丢了，他说一定要恢复中医的本来面貌。我去中医科学院看他们申请项目，什么气血理论和 DNA 有关系，又说这个什么技术和纳米技术的关系，我听了好奇怪，说你们跟这个纳米跟这个 DNA 有什么关系呢。可是他们说，非得报这种项目才能批下来，才能有钱。所以我觉得这些年，我们被这个中医科学化，把中医的灵魂给阉割了。我现在主要从我这篇文章，就是从我这三本书上把这个观点把它综合起来。我本来以为，大家会把文章印出来，就是会前发给与会者，结果是发一些摘要，摘要也不是我做的。下边呢，我自己把这个摘要通过这个 PPT 给大家说一下。

2. 目前医学的现状

我们说一说目前医学的现状。现在医院挂号各方面很困难，人满为患。针对各种疾病，医生实际上是采取了"支持疗法"，一些垂危的病人，包括癌症啊，包括好多的这个病，实际上不是真正的治疗。就像肺结核，以前大家治不了，现在用抗生素很快解决了，这才叫治疗。有些个病呢，你不治还好，像感冒你非得叫输液，弄一些抗生素，现在这个医院都是做的护理工作，它不过是用医疗干预疾病的自然进程，这个算不上真正意义上的治疗。关于这个，我在那篇文章上论述很多，现在我提纲里再提出来这一点。

3. 什么是疾病？人为何会生病？

再讲一个什么是疾病？人为何会生病？这个疾病也是从人类进化来的。人是由躯体结构、生命结构和心理结构，三个层次相互交通、相互连续、相互转化而成的一个统一体，人本身就是多种生物的集合，是和微生物、细菌，乃至病毒的共生体。你比方说，我们从北京来到这里，你还是你，但实际上气候变了，这个周围环境也变了，人的这个肺要全部展开就跟篮球场那么大，它这个细菌群落好多就变了。人身上的一些寄生物，包括线粒体，甚至比你的细胞都多。人看着是一个整体，它真正属于你的东西并不多，本身就是一个各种生物的共生体，甚至于还有一些无形的生命体，这就是我们这个世界上测不到的一些生命体，也附着到你的身上。这个人体的疾病，会影响整个人类，整个民族，整个国家的共业和个人所造的业力。这个观点佛教上宣扬的很多，实际上这个观念是对的，从科学上讲也是对的。疾病本身是生命存在的一种正常形式，人类要全部消灭疾病，是徒劳无益，也是违反自然规律的。人类的疾病，既是地球上自然生态的映像，又是社会上人文生态的映像，还是每个人心灵状态和行为模式的映像。所以，老子说是"以其病病，是以不病"。实际上你没法让你没病。心血管病、脑血管病、癌症、老年痴呆症、糖尿病这个五种病，如果把世界上的中医、西医全部集合起来，把这五种病消灭了，实际上，平均年龄也就增加三四岁的样子，但你改变不了衰老和死亡的这个过程，起不了那么大的作用。包括这个治疗，假如说把医院全去了，你让人都自然地死，自然地生，这个世界也没有那么大的危险，所以说，中医是"有病不治，谓之中医"，这是古书上的一句话。

我本人也好几次病得很严重，而且我做一些调查，九十岁包括那个百十来岁，都做过大手术。我自己原来得基底细胞癌扛过去了，后来这个手颤，结果去检查不是帕金森。在这上头，我很感激这次来开会的左常波大夫，他是在上海那边来的，结果他那一年，每过一个月来北京给我治疗一次，还有两个医生，一个是邓铁涛，一个是朱良春，都认真给我开过方子。朱良春讲《黄帝内经》中"恬淡虚无，真气从之；精神内守，病安从来"，讲了半个钟头。你的心没有生病，你的这个身也就不会有多大的病。左常波先生，他一方面帮着我治疗，一方面我把这些年调查丹道的秘本，我全给了他了。因为他要研究这个丹道，最后跟这个针灸结合在一起。

4. 中医学区别于西医学的特征

我们认为中国传统医药学是一种集健身、医药、养生为一体的学说，其特点是健身养生为主，防病治病为辅；预防为主，治疗为辅；治未病为主，治已病为辅；自我疗养为主，请医用药为辅；社会心理疗法为主，手术用药为辅；非药物治疗为主，药物治疗为辅。因为我们有一个最好的、最高明的医生是你自己。你要忽略了你身体的自愈能力，而把看病的各方面全放在这个医生上，我觉得就喧宾夺主了。实际上人的自愈能力是很强的。中国医药学是一种文化医学、社会医学、心身医学，是自然生态医学，是自我康复医学，是有机整体医学，是周天全息医学。现在这个高血压，是终生的疾病，你想治好是不可能了。这个糖尿病也不可能治好，你得整天吃那个降糖药、降压药，一天不停，可是这些个药，本身又会给你造成病。所以好多的病是你没病找病，实际上你没那么大危险。我原来血压高因为弄得很紧张，后来我琢磨琢磨就干脆就不吃这个降压药了，现在五六年过去了，血压倒平稳起来了。140、150，对我这个年龄，72岁、73岁以上的，我觉得是一个正常的血压。

中医药学是人类和病菌双赢的生态医学，它不是要把病毒彻底杀死。现在我们这个抗生素发现了以后呢，疗效很高，一下子把一些病菌就杀死了。但到后来，那个抗药性也越来越大。十年后，出来新的菌种，到了五年，到两年，甚至于你没有研制出新药来，那个病菌又变异了，所以你跟不上这个病菌的变异，不如双方面和平相处为好。

5. 西医中医化，中医现代化之路

我认为西医要走中医化的道路，中医要走现代化的道路。我说的现代化不是科学化，不是阉割这个中医的灵魂，而是这个社会往前走啊，总得有发展。因为我们这个中医它一开始是叫经方医学，上头有什么肘后方，它就是这个经验形成的方式。所以人要想真正地发展这个医学必须到它的起始点去吸取能量。中医是神农尝百草，原始社会的医学，它是全世界最古老的医学。这个医学要发展，它最大的动力来自什么呢？就来自于它起始源头，你像西方的文化复兴就是这个意思，要到历史深处的母体中汲取力量。中国新文化的复兴在于新道学的创建，世界新医学的创建在于中国传统养生学的复兴。所以我认为人类的医药学革命必须到人类依存的古老的中华医学母体中汲取营养，走西医中医化，中医现代化之路。

6. 中医和修道

《内经·灵枢》中说"得神者生，失神者死"，中医治病，贵在用神，医家施治于外，患者神应于内，这样呢，你才能药到病除。《扁鹊列传》中有这样的病例。所以，中医有三个层次。

第一个是感性思维的层次，是经方医学，再一个是辨证施治，就是张仲景他们这个，这是理性思维的层次。还有一个更高的层次叫灵性思维的层次。它不是辨证施治，而是见证施治，达到灵性思维，马上能找出你这个病来。这个感性思维，它是个形象思维。理性思维，它是概念和语言和数字的逻辑推理。灵性思维，它是直接用"意义"来判断，是见证施治。所以我们希望这个未来的中医能得意忘言、得意忘象，能够发展自己的灵性思维的层次。谢谢！

（原演讲题目是《从道学文化看疾病和医药学》）

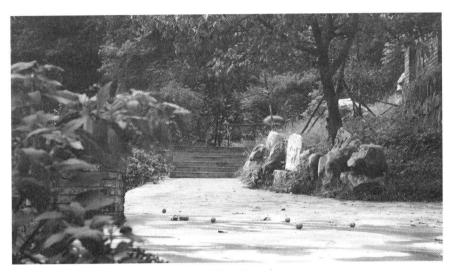

书院外景之二

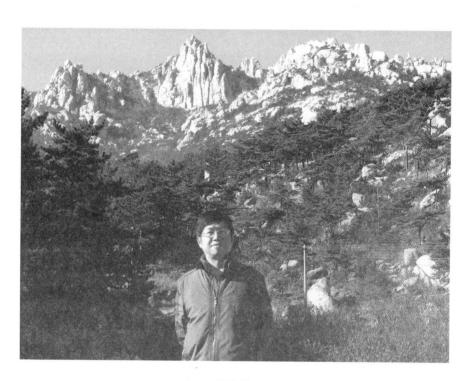

盖建民

九、道医学的背景和未来

作者：**盖建民**（教育部长江学者特聘教授，四川大学宗教学研究所所长，国务院
学位委员会学科评议组成员，中国宗教学会副会长）

1. 儒释道的文化社会功能

　　今天我听了很多专家的报告，尤其是来自医学界的专家谈医学未来给我留下了深刻印象，虽然我是医学的门外汉，但是我听了以后很受启发。我们谈论的未来医学，必须以史为鉴，要了解过去的中医。但我们现在讲的中医，实际上是一个现代的词。真正的中医叫"有病不治，常得中医"，大概是典出于此。现在讲的中医，实际上跟传统的儒释道文化有非常密切的关系。南宋的孝宗皇帝就说，儒释道三教是可以并用的，以儒治世，以道治身，以佛治心。道在养生，医道是通仙道的。现在所谓的中医学，如果从学理上来谈，它是在中国传统文化里形成的一种特殊的传统医学体系，它跟道家文化关系尤为密切。

　　我做的工作和诸位不太一样，我主要是做知识考古学。我要还原历史上中医学的本来面目。儒释道三教，对国家治理而言，可以并用，对个人成长而言，也可以并用。我经常给学生说，年轻的时候，不要因为你导师是学道家的，你一开始就学道家。你要先学儒家，要先把自己养活起来，要拿得起。先学儒家的"天行健，君子以自强不息"，不断积极进取，给自己压担子。

那么到了中年的时候，你已经小有成就，这个时候你就要懂得舍得之道，你要看得开，你要学道家，要学会顺其自然，有得必有失，要学会加减法生活，不要患得患失；如果已经到了老年阶段，那你已经是功成名就了，这个时候一定要学释家，要放得下，破执，破我执，还要破空执，连那个"空"都要破掉。儒家是不断地给你加码，释家是减码。所以说儒释道传统文化，它对国家治理、个人成长都非常重要。儒家讲家国同治，道家身国同治，治国如治身。这就是中医学产生的文化背景。

研究道家文化这行的人，实际上是很不受人家待见的。但是这几年，由于国家对传统文化的重视，研究传统文化的学科渐渐成了显学，原来都是非常冷门的学问。尤其是研究儒家的人是瞧不起研究道家的，说道家是儒之末也。但是，最近屠呦呦研究员对青蒿素药物的发明，也使得道家文化变热了，而且热得不得了。每年我们开学术会议大概就有十几二十场，有一半的主题都是围绕"养生文化"。我上周参加的台湾道家道教的养生文化讲座，是在高雄师范大学举行的，也要我谈道教医学养生文化这样一个命题。

2. "屠呦呦获诺贝尔医学奖"引发的思考

现在道教文化确实很热，它跟我们国家的经济发展水平，生活质量的提高有非常密切的关系，尤其是屠呦呦研究员发明青蒿素，据她本人说是得益于道家葛洪《肘后备急方》的启迪。前一段时间，《人民政协报》还特意要我写一篇文章，就是从屠呦呦研究员青蒿素发明来谈一谈道家文化的意义。他专门说给我一个版面，这个已经发了，现在网上转载也很多，屠呦呦研究员获得了一个诺贝尔医学奖绝非偶然，《诗经》说"呦呦鹿鸣，食野之蒿"似乎有某种暗合。现在我们制造青蒿素的基地就在长江边上，重庆是制造青

蒿素的最大基地。她的发明，也是
得益于道家上善若水的智慧。大家
都知道，她在整个发明时遇到了一
个技术瓶颈，青蒿素的治疗效果不
能达到百分之百，但是她在读《肘
后备急方》的时候，有一个非常简
单的药方，用古人传统的加热方法
突破了技术上的难关，因为萃取的
思路是有问题的。屠呦呦是从道家
的上善若水这个角度获得了灵感，
改变了思路。

我原来学分析化学就知道，一
般我们提取药物都是用水，水是用

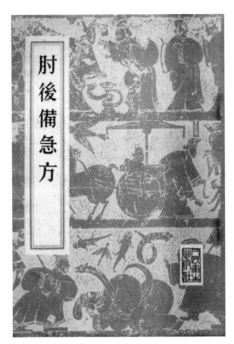

《肘后备急方》书影

来冷凝的。这个思路打开了她通向诺贝尔医学奖成功的大门。应该来说，是
从道家的智慧里获得了灵感。

3. 医道通仙道

因为我是做知识考古学的，现在对中医的理解有时代的原因，对中医的
理解实际上没有还原它的历史。在整个医学的发生、发展过程中，实际上道
家是中医学发生、发展的重要源头。民间有所谓十道九医，道在养生，是卫
生之道。像卫生、学生这些词，实际上都是从道家典籍里出来的。道家医学
的概念，在学术界里，有各种各样的提法。现在中医里"悬壶济世""杏林
春暖"实际上都是从道家出来的。我当了 30 年的老师，请问诸位中医院校

的校长、老师，我们讲的"学生"这个词是怎么来的？"学生"这个词从考据学来说，"学生"最早是从《老子想尔注》里来的，下面会讲到。

（1）道家医学概念

道家医学是宗教医学的范畴，但道家医学的宗教医学范畴跟世界上的各大宗教医学范畴是不太一样的。其他的宗教医学的范畴都是排斥世俗医学，而道家医学却不排斥世俗医学。刚才左常波教授发表了一个观点：修道之始先去隐疾。什么意思？道人非常强调，欲修仙道必须要先修医道，医道是助道修道的辅助工具，也就是道家医学，跟天主教医学、基督教医学不太一样，它对世俗医学是非常认同的。所以在中国历史上的医家大多出身于道门。道家医学是道教徒围绕着其长生的信念、教义、目的，是为了解决中医基本问题时，在传统医学交融过程中发展出来的特殊的医学体系，是一门带有鲜明的道家色彩的医学流派。这种医学模式，有它的特点。它是融生理治疗、心理治疗、精神信仰治疗和社会环境治疗为一炉的一种综合性、多元化的医学模式。

（2）道家医学的特点，是身心灵一体、多元偶合、绿色自然

过去对人体的结构认识，认为是身心二元，或者是身心灵三元的。现在刘院士说思维健康模式，他加上环境。实际上道家在早期的时候，对健康的理解，已经是从思维模式进行诊断治疗了。比如说在清代，有个非常著名的高道闵一得认为所有的疾病都跟社会环境有非常密切的关系。他创立了"医世宗"，在浙江一带流传。这个道派是一个以"即身医世"为宗旨，专门治疗身、心、灵和社会疾病为宗旨的道门。从这里可以看出道家的思想非常具有现代的价值。道医的生命观跟西医的身体观是完全不一样的。道家医学的

模式，是建立在身心灵社会的模式基础之上。它治身，强调身无病苦，治心，是心无烦恼，精神治疗，是强调人需要有信仰，"人民有信仰，国家有力量，民族有希望"。对社会的治疗，它达到以道合真的境界。所以说，这个医学模式，是身心灵一体，多元偶合，绿色自然的，所以说道家医学是有它的现代性意义。

4. 道在养生，生道合一

道家的医学跟巫术医学、方士医学密切关联。道家医学的源头是巫术医学，从巫术医学到方士医学，再到道家医学，这是道家医学产生的三部曲。《庄子》一直在追问，在道家看来，道在养生，生道合一。

四川青城山天师洞五斗米道的张道陵修道的一个碑，是民国时期，四川省有一个姓杨的省长为了表彰当年天师洞的一个老道长治山养蚕的功绩，专门立了一个由政府出面给道长立的碑。这个是我们目前能够看到的，把道家的思想用碑刻的形式记载的，是一个非常珍贵的碑。"道在养生碑"这个题词很值得我们深思。

（1）道教尚医的宗教伦理因素

为什么道教的上医要遵循"道人宁施人，勿为人所施"这一基本原则呢？就是说学习医书，可以助道行道，进而用来济世助人。所以修仙道必须要通医道，这就是道家思想通医、重视医学的内在逻辑因子。今天很多专家都谈到关于修炼过程中必须要通晓人体的经络与分布走向。实际上在道家的很多典籍里，有各种各样的人体解剖图、《内经》图、任督二脉图，就是道家在修行过程中对人体经络走向的一种把握和体验。实际上它是一种原生态

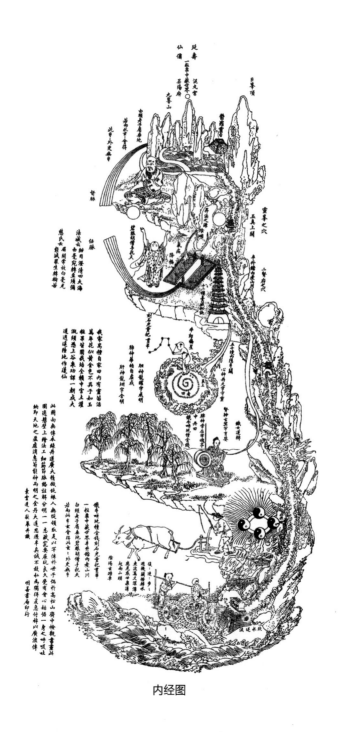

内经图

的道家医学的知识。

这是现代人绘的彩色图谱，养生又号称摄生。老子《道德经》又号称中国养生学的典籍。老子《道德经》第五十章有一句话"盖闻：善摄生者，陆行不遇兕虎，入军不备甲兵"。那么"摄"和"养"究竟是什么样的关系。当代随着西方科学、西方医学传入中国，很多有识之士面对西方医学的冲击，他们也做出了一些回应，比如张锡纯的《医学衷中参西录》。张锡纯是一位大家，还有陈撄宁先生，他把道家的学问视为仙学。他就对老子的这个"摄"字，做了这样的一种解读，他说"摄"呢，实际上有四种的医学养生的作用。第一个是保持自己的身心勿使妄动，第二个收缩自己的精力，勿使耗散。第三摄取外部界的物质，修补体内的亏损。第四摄引天地生气，延长人的寿命。陈撄宁先生对这个"摄"字的解读，非常具有现代意义，值得我们去重视。陈先生的仙学，实际上是对西方医学的回应。

《庄子·养生论》："缘督以为经，可以保身，可以全生，可以养亲，可以尽年。"实际上，这就是内丹学非常重要的口诀。所谓"缘督以为经"，就是督脉顺行，人是小周天，然后达到"保身，全生，养亲，尽年"。

（2）学生之道

这个"学生"典出《老子想尔注》，是老子《道德经》第五章有"虚而不屈，动而愈出，多言数穷，不如守中"。《老子想尔注》是这样解读的："多知浮华，不如守道全身。寿尽辄穷，数数非一也，不如学生守中和之道。"在知识考古学在中文典籍里第一次出现"学生"这个词。所谓的"学生"，就是学习养生长寿之书的这批人叫"学生"。"学生"就是守中和之道。在中医典籍《神农本草经集注》，陶弘景作为道家的宗师，他说："夫学生之道，当先治病，不使体有虚邪，及血少脑减，津液秽滞也，不先治病，虽服食行尒，无益于身。"所谓的"学生之道"，就如左常波教授说的"修道之始先去隐疾"，学生之道要先治病，治完病，筑基完以后，才能够去行气，服食。另外"卫生之道"也都是从道家典籍来的。所以说，要谈论传统医学的未来，我觉得首先要还原本真的历史的本来面目。

陶弘景把《肘后备急方》增补为一百方，绝大部分是针灸方。葛洪号称道教神仙理论的创始人，他的针灸技术主要得益于他的妻子，他的妻子号称中国历史上第一位女艾灸学家。实际上《肘后备急方》是葛洪和他妻子合著的。广州越秀山三元宫葛仙宝殿，就把他夫妻两人合并祭祀。

道家医学实际上有很多。现在流行的《黄帝内经》有三个版本，其中两个是道家所做。一个是启玄子、王冰《黄帝内经》校注，叫次注《黄帝内经》。启玄子，玄珠子也，他是个道家。过去搞中医史的人始终不肯承认。一个是王冰，王冰对道家医学有五运六气的发明。我的一个学生专门研究五运六气跟道家的关系，是在道家"斋堂"里有秘密传承五运六气的学派。唐代出现了第一部的《食疗本草》，也是道士所作，现存最早的中医药炮制专书《雷公炮炙论》的作者也是道家。我们现在讨论传统医学的未来，首先要还原历史的本来面目。

5. 道家医学养生思想的现代意义

未来医学的论坛，从宏观层面来说，道家医学养生思想强调理身、治心与医世的统一，与现代医学发展模式有某种共通之处。道家"身国同治"，儒家"家国同治"与现代医学模式发展有某种共同之处。从微观层面来分析，道家具体的医学养生方术中也蕴含有许多极有价值的思想成分，要重新认识和估价。道家的养生方术应该是自然的疗法。道家医学的未来与展望，现在专门有一些学者，专门研究道家医学，已经成为分支学科了，成为道学的分支学科。现在围绕着它的研究已经成为前沿问题、热点问题。现在的研究对象，主要有以下几个：第一个研究道家医学的发展历史，第二个研究道家医学的体系内容，第三个研究道家医学的常见疗法，第四个研究道家心理与信仰疗法，第五个研究道家医学养生理论与方法，第六个研究道家医学的历史地位跟现代价值。

当前最热门的道家医学是内丹医学，我在厦门大学带的一个博士，他就是做内丹医学研究的，后来他到中国中医研究院做了博士后，现在在中医研究院工作，专门做内丹医学。内丹医学应该是道家医学未来重要的前景。

（原演讲题目是《道家医学养生文化及其现代价值》）

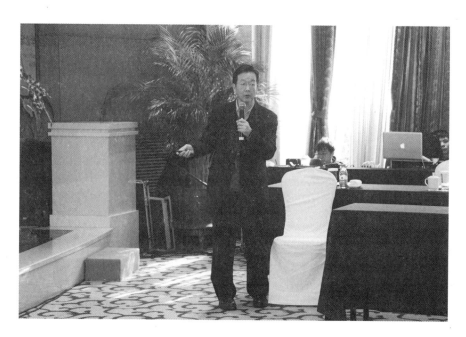

尹岭博士

十、气象医学在未来医学中的地位

作者：尹 岭 博士（解放军总医院神经内科主任医师、教授、博士生导师，成都信息工程大学环境气象与健康研究院院长，中国气象学会医学气象学委员会副主任委员，国家人口与健康科学数据共享平台常务副主任）

当今医疗仍以生物医学模式为主，开始向社会—心理—生物医学模式转变，未来医学应该朝着环境—社会—心理—工程—生物医学的模式发展。健康不仅仅是指没有疾病或身体不虚弱的状态，而应该包括躯体健康、心理健康、社会适应、环境和谐和道德健康，即无病无弱、身心健全、社会适应、人与环境和谐。"健康中国"的战略目标是实现人人享有基本医疗卫生服务，提高全民健康素质。因此，由"以治病为目的"，转向"预防疾病与损伤，维持和提高健康水平"的气象医学将成为未来医学的重要内容。

1. 气象医学的由来

公元前四世纪，古希腊就有气象与疾病有关文献的记载。而早在两千多年前，我国的《黄帝内经》也阐述了天气、气候变化与人体健康疾病的关系，提出了"天人相应"的理念。20世纪30年代，德国建立了世界上第一个医疗气象观测站。S.W.Tromp博士在1955年建立了世界第一个生物气象研究中心，提出了生物气象学概念。在我国，1972年成立了全国气象条件与呼吸道四病（感冒、慢性气管炎、肺气肿、肺心病）关系研究协作组；1974年中央气象局召开的第二次应用气候学术会议，将医疗气象作为公共气象服务的重要内容；2009 年中国气象学会成立了医学气象学委员会，每年召开一次全国性气象医学学术会议，并组织编写了《医疗气象学导论》专著。

气象医学（Meteorological medicine）是研究气候、天气变化对人体健康、疾病影响的科学。研究内容包括气象与生理、天气与疾病、气象因素对人的精神和心理活动的影响等，目的是有效利用良好气象条件，增加户外活动促进健康，采取有效预防措施应对不良天气、气候变化，减少疾病发生。通过研究和分析气候变化对中国人口健康的影响，掌握气候变化对我国人群健康影响的规律，有利于提出应对气候变化保护人口健康的策略、措施和预警防控系统；将气候变化给人口健康带来的负面影响降到最低限度，从而减少疾病负担，提高全民健康水平。

2. 医学科学数据共享

国家人口与健康科学数据共享平台 (以下简称"人口健康平台")2002 年完成了《医药卫生科学数据共享系统》的可行性报告研究；2003 年作为科技部科学数据共享工程重大项目正式立项；2005 年被作为国家科技基础条件平台重大项目得到持续支持，更名为"医药卫生科学数据共享网"；2009 年通过国家科技基础条件平台的验收，转为长期运行服务，升级更名为"国家人口与健康科学数据共享平台"。国家卫生计生委为人口健康平台的理事长单位，刘德培院士为首任人口健康平台管理中心主任。该平台涵盖基础医学、临床医学、公共卫生、中医药学、药学和人口与生殖健康六个科学数据中心和一个地方服务中心。

人口健康平台已形成 14 个专题服务，其中气象医学专题是唯一的跨领域专题服务。该专题包括疾病数据、气象数据和大气污染物浓度数据集系列。疾病数据集的采集、加工是该专题的重点和难点，如收集北京 5 家医院连续 4 年近 300 万条急诊数据，通过数据清洗和数据加工制作成北京地区急诊医学系列数据集。"十三五"期间科技部启动了《我国区域气象敏感性疾病科学调查》，计划在西北、华北、内蒙古、东北、黄淮、江淮、江南、江汉、华南、西南和西藏等 11 个气象地理区划地区，选择 30 万人口以上，具有较好医学大数据存量和区域医疗信息化基础的区（县），建立人群气象敏感性疾病科学调查基地。采集气象敏感性疾病基础数据，包括急诊、门诊、住院、医保（新农合）和死因登记等基础数据。对所采集的原始数据进行数据清洗和数据加工，制作每个调查区（县）的气象敏感性疾病数据集系列产品。建立气象敏感性疾病预测、预警模型，提供气象敏感性疾病数据共享服务。

3. 基于大数据的气象医学研究

2003 年，正值 SARS 在全球 32 个国家肆虐之际，国家"985 工程"一期建设项目中兰州大学将"医学气象学"列为特色研究方向重点支持，建立了国内第一个"医学气象学实验室"，由王式功教授领衔；2010 年兰州大学批准成立"气象环境与人体健康研究中心"；2015 年经四川省教育厅批准，在成都信息工程大学成立"环境气象与健康四川省教育厅重点实验室"；2015 年，成都信息工程大学筹备成立"环境气象与健康研究院"，尹岭教授为首任院长，王式功教授为常务副院长。该方向与中国人民解放军解放军总医院、空军总医院、南京军区南京总医院、中国疾病控制中心、中国人民解放军疾病控制中心联合开展了系列的气象医学研究，已完成联合培养气象环境和健康方向研究生 35 名，其中博士 19 人，硕士 16 人。

（1）气象敏感性疾病和易感人群的研究：利用医院和社区疾病诊疗大数据，通过大数据分析，发现了 20 多种气象敏感性疾病，包括呼吸系统疾病（上呼吸道感染、哮喘、慢性支气管炎、慢性阻塞性肺病）、荨麻疹、过敏性鼻炎、关节炎、消化系统疾病（胃炎、肠炎、溃疡病、阑尾炎）、中暑、骨折、创伤（交通伤、动物伤人）、高血压、糖尿病、心绞痛、心肌梗死、短暂脑缺血、脑梗死、脑出血、泌尿系感染、肾结石、胆囊炎、胆石症等，如儿童和老年人是呼吸系统疾病易感人群，创伤的高发人群是青年和中年。

（2）气象敏感性疾病气象关键要素研究：通过数据加工和大数据分析，找出了每种气象敏感性疾病的关键气象响应要素和敏感人群。如呼吸系统急诊就诊人数每年成周期性变化，气温在 20～30 度时呼吸系统急诊就诊人数最少，气温越低就诊人数越多，当气温超过 30 度时就诊人数会急剧上升；呼吸系统急诊就诊人数与气压成正比、与湿度成反比；低温、气压和湿度是呼吸系统疾病的气象要素；低温、高压和干燥天气是呼吸系统疾病高发天气类型。

（3）建立气象敏感性疾病预警模型：利用广义相加模型、多元逐步回归、支持向量机、神经网络和决策树等方法建立了呼吸系统疾病、中暑、犬猫伤人和脑卒中等多种气象敏感性疾病预警模型。

（4）气象医学服务：我们先后与北京市气象局、河北省气象局和国家气象局公共气象服务中心联合开展气象健康出行和人群疾病预警服务。如，研究发现我国 2010 年我国狂犬病发生率和死亡率都超过 2000 人，其中北京、河北、广东和广西是犬咬伤高发区地区。我们提出加强对狗进行狂犬疫苗接种和对老年儿童保护防止狗咬伤，以减少狂犬病发生率和死亡率。农村居民生活居住环境条件差、自然暴露程度大，气象敏感性疾病发生率高，是我国气象医学服务的重点和难点。团队目前正在农村医改示范县安徽省阜南县开展气象敏感性疾病的人群干预研究和服务，探索人群气象敏感性疾病预警、干预策略和方法。

目前研究团队已在《International Journal of Environmental Research and Public Health》《Biomedical and environmental sciences》《Environ Sci Pollut Res》《环境与健康杂志》《中国环境科学》《中国沙漠》《中国卫生统计》《卫生研究》《兰州大学学报·自然科学版》等国内外相关研究领域知名杂志期刊发表 100 余篇学术论文，也发现了部分气象要素与不同地区相关疾病的暴露 – 反应关系，并找到阈值。部分研究结果如下页图所示：

4. 气象医学将成为未来医学的一个重要学科

2015 年党的十八届五中全会首次提出推进"健康中国"建设，没有全民健康就没有全面小康，要推动医疗卫生工作重心下移、为群众提供安全有效方便价廉的公共卫生和基本医疗服务，全面提升全民健康保障水平。2016年 8 月 26 日，中央审议通过的"健康中国 2030"规划纲要中明确提出："从广泛的健康影响因素入手，以普及健康生活、优化健康服务、完善健康保障、建设健康环境、发展健康产业为重点，把健康融入所有政策，全方位、全周期保障人民健康，大幅提高健康水平，显著改善健康公平。"在当前气候异常变化、极端天气气候事件频发的态势下，气象作为一种每时每刻都与人民群众生产生活密切相关的环境因素，对城乡居民气象敏感性疾病发生、流行产生的影响越来越大，有时甚至会诱发传染病的暴发流行。因此，优化气象健康服务是科学预防和控制气象敏感性疾病的发生与流行，全方位全周期保障人民健康的重要工作之一。

气象医学研究与服务刚刚兴起，在全民健康保障和未来医学中将发挥更大作用。我们建议医学院校和相关院校大气科学院系开设气象医学相关课程，

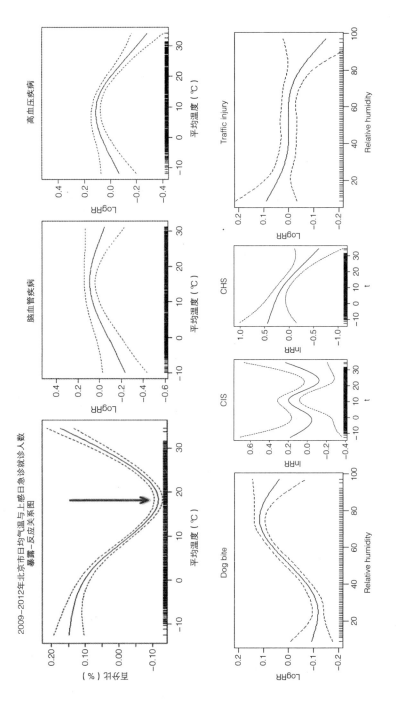

图 1 研究团队利用前期积累数据所获得的部分研究结果

培养气象医学专业人才，研究气象敏感性疾病发生和复发规律；在地级市建立气象医学服务中心，开展气象医学预测预警服务；区县作为气象医学研究实证研究基地，针对各种气象敏感性疾病的易感人群，采取及时、有效、便捷的干预措施。气象医学研究和服务体系建设，将会大大减少气象敏感性疾病的发病率和复发率，减少伤残率和死亡率，减轻居民疾病负担，提高全民健康水平。气象医学将成为未来医学的一个重要学科。

（原演讲题目是《气象医学在未来医学中的地位与作用》）

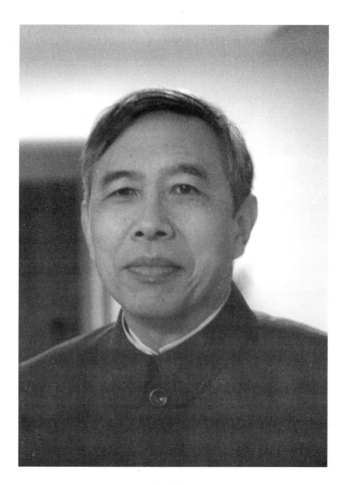

陈其广

十一、迈向健康的医学

作者：陈其广（中国社会科学院研究员，经济学博士，1989～1993年在英国剑桥大学应用经济学系从事博士后研究，期间获"琼·罗宾逊纪念讲师（专题研究）"荣誉称号。2005年担任国家社科基金重大项目"中医典籍研究与英译工程"秘书长，2008年开始担任中国社会科学院重大调研项目"中医药国情调研"工作，2011～2015年参加国家973"中医原创思维模式"项目研究）

　　未来医学到底会是什么样？我相信，不但还会有中医药和西医药等不同医学体系，而且还会在体系之下有不同的医学流派。即便是不同的医学流派，最终在人体的构造和功能上会形成越来越多的共识，但在治疗的指导思想和方法路线上，还是会有区别，还是可以有所选择的。那么，什么是未来医学的发展方向呢？我觉得这个问题不能靠自己的喜好和理想来回答，还是应该尽可能地做一个实证性的分析。我今天要跟大家讨论的问题是：未来医学以健康为中心还是以疾病为中心，这个最终由哪些因素来决定？我认为应该综合考虑影响未来医学发展方向的动力、压力和阻力。

　　在中国讨论医药有关问题，有一个前提不能忽视，那就是我们的宪法规定要"发展现代医药和我国传统医药"，党和国家也明确规定"中西医并重"，这就是说，我们是两个主流医学的医药卫生体系，这是我们国家的特点。但在这次会议上，我不准备过多地从中医药或者是和西医药对比的角度来讨论医学中心这个问题，而主要是从决策管理的角度来做一个分析。

　　大家都清楚，医药问题是一个全球的普遍问题，它跟各国不同的经济发展水平、社会政治制度都没有直接或必然的联系，这个现象说明什么问题呢？就是说各国的医药卫生体系，都存在着重大的缺陷和危机，这才使它成为一个全球性的普遍问题。克服缺陷、摆脱危机，人类的医学究竟应该何去何从，这是这个论坛主要讨论的问题。

大约 20 年前，世界卫生组织提出了 21 世纪人类新医学的八个转变或者叫八个发展方向。但是 20 年过去了，无论是从发达国家还是发展中国家，无论从外国，还是从中国，我们都没有听到多少让人乐观的喜讯，也没有看见有切实的转变，说明这个问题非常复杂。

而我们的分析思路和判断依据，是从影响未来医学的因素入手的。我不准备讲全球那么大的范围，仅从我国的情况来讲，影响我国人类医学发展方向的因素，不仅有医药业界的，还有社会各界各方的；有动力，也有压力和阻力。判断今后未来医学的模式或者基本类型，必须综合考虑、权衡各个方面、各个类别因素的相互作用，才能做出基本判断。

1. 把疾病治疗作为未来医学中心在医药界有强大的驱动力

首先我认为，最大的一个关联因素，是把疾病治疗作为未来医学发展的中心，这种趋向已经在医药业界形成强大的驱动力。这么说就会开始得罪人，但是我认为我讲得还是比较客观的。

当前的疾病谱系有所变化，出现了一些所谓"现代疾病"。一个是社会环境、自然环境的变化，尤其是化学、物理、生物学的污染，造成了一些生理疾病，同时也包括由于社会竞争加剧造成的一些心理疾病，使得疾病谱系明显变化。许多疾病正在不分地区、人种，不分性别、年龄，甚至跨越人类和动物的界别在蔓延，这个事实引起医药业界内部高度的关注。我不是在这里对医药业界对此所做的反应去单向地否定或者肯定，而是既有否定又加以肯定。

肯定的因素是治疗疾病是医药界的职业本能和社会责任，这是正面的，具体表现为对医药科学的创新追求，力求对治疗疾病有效的各种方法和工具。但另外一面，医药的产业界，尤其是加工制造业，包括服务第三产业，都在不懈追求利用科研创新成果给企业带来巨大的创新利润，表现为不断地研发新药、新器械。

目前，按照国际公认看法，对能够治疗全球性重大疾病的有效药物的研发，有所谓三个"十"的情况：十亿美元的投入、十年的时间和百分之十的成功概率。使医药创新成为高风险、高投入、高产出（高回报）的模式，这样的模式对于我们国家的医药企业而言，是可望而不可即的。

世界 500 强当中，前年有 11 家是医药企业，去年有 9 家是医药企业，排名在前的基本都是发达国家的医药企业。可以说医药是发达国家在世界各国产业竞争中占有明显优势的一个产业。

2. 医保群体是需求主体，医保制度是决定医学模式的主要动力

第二个影响医学模式的重要因素是需求，是需求对供给造成的影响。在我国，需求最大的来源是医保群体。包括新农合、城镇职工和居民医保等等。医保制度是从外部影响医药发展方向和方式的主要动力。当前，我国的医保覆盖率已经相当高了。从统计数字看，参加医保的人数规模甚至超过了总人口。可能有一部分人口，比如流入城镇的农民工，一个人参加两个保险，既参加新农合，又参加城镇职工。

可是，医保制度不能是无底洞，也更加不可能是印钞机，所以医保制度要想稳定持久地运行，就一定要关注和克服医药领域的特殊性问题。这个特殊性的问题是什么？就是信息不对称造成的过度医疗问题，医药费用持续大幅度增长，超过了医保机构，甚至超过了国家和民众的承受能力。信息不对称所带来的机会成本，这是一个经济学的概念。

3. "信息不对称" 在医药领域的特殊作用

运用社会科学方法来分析医药问题，不仅需要指出信息不对称在不同领域可能造成不同的机会成本，特别需要对医药领域的特殊情况有足够清醒的认识，因为在一般的商品交易过程当中，都存在着供给方跟需求方之间信息不对称的情况，但是一般商品而言，它这个机会成本造成的损失，更多的是时间和金钱的损失，这是可承受的。医药是不一样的，因为医药直接关系到健康和生命安全的问题，这样的机会成本是很难承受的。这就是为什么医生收很高的费用，病人宁愿倾家荡产也愿意去接受医生建议的根本原因。因为信息不对称背后的机会成本是不能承受、不可承受的。这种情况是医药界的特殊情况。有个经济学家朋友跟我说："信息不对称是普遍现象。"我说："对，你这话没错，但是在医药领域的信息不对称，造成的机会成本损失是一般人所不能接受的。"从近几年的发展来看，现代医药的主要进展，并不是医学本身的进展，而是现代科技的进展，尤其是物理学、化学和生物学的进展。医学本身的理论和方法没有重大进展，它是依托于高科技，是靠现代科学和现代科学技术的发展构成了现代医药的发展。对于信息不对称所产生和被容忍的过度检查、过度用药和过度手术的问题，决策管理层应该有清醒认识，并采取相应措施。现在的医保制度是不够的，医保是有压力的。在前些年，政府规定了 2020 年的医改基本目标。如果我们把关键词找出来，"覆盖"和"人人享有"就基本完成了，这是全覆盖的问题。"安全"和"有效"，我认为主要是对医药界的要求，只要医药界努力、认真就做得到，跟业界外没有太大关系。剩下的就是"方便"和"价廉"，也就是现在归纳为"看病难"和"看病贵"的问题。我觉得在这两个问题当中，它们是互相联系的，但是又有区别，"看病难"在一定程度上是各国的普遍现象，包括我在国外也有体会，在国外看病也不是很容易，福利很好，但是看病很难。前些阶段，我们的医改主要的重点也是放在"看病贵"上，对"看病贵"采取的解决办法，是扩大人均医保资金的筹集数量，就是提高筹资标准，第二个是改变支付主体之间的分担比率，就是政府多掏一点，让个人少掏一点。这样的做法，是一个微观层面的操作，也许从患者个人而言，从家庭的角度缓解了"看病贵"的问题，但是宏观上、根本上，没有解决医药费用急剧大幅度增长，持续增长的问题。实际上这个问题才是全球共同的问题，是经济上的负担问题。我们可以从一些数字来看，卫生费用增长的情况和 GDP、城乡人均收入相互之间的比较，这个角度来看，包括从医疗保健费用这个角度来看，都可以明显看出卫生费用的增长是超过了其他费用、其他收入的增长幅度，这就意味着无论是对国家，还是对民众来讲，医药医疗的负担是越来越重了，因为它占的比例越来越大。

根据公开的信息，2014 年全国城镇居民医保基金收入增长了 23%，但是支出增长了 37.1%。有一些地方甚至增长超过 50%，不少地区出现当期赤字，有些地区出现累计赤字。这是说，有的地区当年算账就入不敷出，甚至有些地区把前面几年积累下来的全加一起都已经亏欠了，这无疑就说明了建立在现代高科技、高投入基础上的医疗模式、医药模式是有问题的。而且随着人口老龄化，医保费用的缴用之间的矛盾会更加突出。

解决这个问题的思路是什么呢？一般搞管理、搞企业、搞战略的人都懂这个道理，一种理想的设计方案，应该是从技术路线入手，往下推进，因为技术路线决定了经济成本，而经济成本决定了制度的稳定性和可持续性。当然也有反向的，反向的思维决策方法就是有多少钱干多少事，这是反向的思维方法，它不是最优路线，它是被动的、无奈的选择。在技术路线的问题上，主要是解决"有效"、"可靠"和"安全"的问题；在经济成本的问题上，主要是考虑合理、可承受和安全的问题。以上这两个领域都是物质性的问题为主，一旦到了制度稳定性和社会状态的时候，就不只是物质方面的因素，还会有精神方面的因素。第一是要有可选择性，制度一定要有可选择性，这样才能够提高风险防范能力；第二要有稳定性，制度不能朝令夕改；第三要可持续性，要能做得下去，事情虽然好、制度虽然好，做不下去是不行的。从这个角度来讲，医保制度形成的压力最终会转变为动力，这个动力在于政府主导的医改，也在于民众需求的转变，就是所谓的倒逼机制。最近国家中医药局的领导经常讲倒逼机制，一个是国外对中医药的需求倒逼国内中医药界，另一个就是民间民众对地道传统中医药的需求倒逼体制内的中医药界。民众需要健康，需要健康的医学模式，从道理上讲，没有什么问题，因为我们国家的宪法和党和国家的方针，都决定了我们最终应该选择的是独具中国特色的技术成熟、疗效明显，同时费用又相对低廉的医药卫生模式，这是决定性的因素。

4. 压力向动力的转变：问题导向的改革需要走向健康

在压力和压力向动力转变的过程当中，有一个关键的判断点，就是医改的关键问题到底怎么解决。这个对未来医学的发展方向有重大的影响。第一个问题就是对问题导向的医改方向的合理判断，其中首先要考虑的是医保造成的经济负担问题，这个迫使我国医药卫生体系，医保体系，改变目前过分倚重现代西方医药以疾病为中心的高科技、高成本的技术路线，转向以中西医并重为原则，并且在今后相对较长的时期内、相对侧重于中医药的应用、相对简便廉验的医药技术路线，这是一个判断。第二，在这样的情况下，中医药"上工治未病"、以健康为医药工作中心的特色优势，必将得到更多的关注和应用，从而对未来医学的发展方向产生影响。

5. 文化多样性有助于不同医药学体系并存

第五个影响因素是文化多样性，鼓励和支持不同医药学体系的并存。因为我们现在都有达成共识，就是医学不但是自然科学，而且也是人文科学，或者换一个说法，医学是跨接自然科学和人文社会科学的第三类科学。既然有文化的因素，按照世界文化学家的基本共识，文化的基本定义是"人类的生存式样系统"，所以不是仅仅一种技术、一种科学的认识就可以决定人们的生活方式的，同样，也不可能决定人类的就医方式。因为医学有文化因素，文化多样性会对未来医学的发展产生影响，要允许不同的医学流派、医学体系的存在。有些同志认为中西医结合产生"人类新医学"，然后中医也没了，西医也没了，这是不太可能的。中医还会存在下去，西医也还会存在下去，但是也有可能产生第三种医学。

浙江中医药大学有一位很智慧的老师跟我说："中西医结合可以当成共产主义来看待，是一种理想，非常美好的理想，最后能不能实现，实现了又到底是一个什么结果？不知道，至少现在不知道。"中西两种医药体系，它都能够治病，但是它们对于健康的关注，对于生命、健康和疾病的本质认识，是有区别的，所以我们讲文化多样性，会对未来医学产生影响。

6. 生存哲学转变：健康成为价值标准和追求

最关键、最持久的是，动力来源于民众的生存哲学回归自然，健康成为价值标准和重要追求。我们现在普遍俗话讲的是年轻时用命换钱，过了40岁，用钱换命，这好像是社会的普遍现象。但是随着经济发展水平的提高和人民收入水平的提高，人们正在转变观念，尤其是富有阶层，率先转变了观念，他们认识到有命才能挣钱，命比钱更值钱。他们把健康作为生命和生存的价值标准和优先追求，同时通过切身体会，或周边的人群示范，用类似性价比的方式，做出了医疗方式选择，更重视预防、更重视养生。

7. 医药界的道德和良心发现有助于向健康为中心转变

第七个因素也很重要，这个我是一直很欣赏的转变，但是比较困难，因为既得利益的分配格局，你要动它，动了谁的奶酪，谁都不愿意。但是我们还是寄希望于医药界的道德和良心发现，能够使医学本身更加健康，现在是"病人越治越多，医生越做越累"，在疾病面前，人类已经陷入了被动应战的恶性循环局面，这是目前的客观情况。

另外，医患关系紧张。我曾经有一篇文章专门分析医患关系紧张。因为按照中国的医学传统，"不为良相即为良医"，古代行医和做学问、做官是三位一体的。但是现在的医学，尤其是药学成为一个产业，成为一个行业，医生在某种程度上成了医药企业、医药器械企业的推销商。所以对于中国人来讲，对于中国传统文化来讲，老百姓有一种"无商不奸"的概念。病人认为医生治病沾上了钱的因素，就是为了钱来给自己看病的；医改以前，如果医生看不好病，患者会认为医生的技术不行，所以看不好病，病人可以原谅医生，因为医生已经尽力了，是自己运气不好，没有碰到能医好病的好医生。现在如果医生看不好病，病人就不是这么想，病人不仅认为是技术差问题，病人甚至可能认为医生的技术不行还要骗自己的钱。所以医患关系越来越紧张，医药界内部已经有不少的人士开始反省这些问题，不是说没有反省。

前段时间，有一位医药界的人士讲："如今的循证医学就像一把已经上膛的枪，威胁着临床医生，过度诊疗之风愈演愈烈，循证医学在其中起到了推波助澜的作用。但是，我们真正质疑的并非循证医学体系本身，而是认为其正在被不恰当地利用。"实际上，误诊率是普遍存在的，美国的统计数据表明，门诊的误诊率可能在 50% 左右，住院病人的误诊率都可能在 30% 左右。所以在这样的情况下，误诊是不可避免的。这就需要怎么样区分合理的误诊和不合理的误诊，有些医生受利益驱动，这就不是误诊的问题了。医药界的反省之一是，慢性病造成的寿命损失，从 1990 年的 47.4% 上升到 2013 年的 75.4%，而影响健康最重要的危险因素，都是代谢和行为因素，就是人的自身行为造成的。世界卫生组织驻华代表就在 11 月份的一个重要的会议上讲，"传统医学用一种全面的方式保障健康，它更多致力于恢复和维持人的健康，而不是解决疾病的症状，世界上没有任何医疗体系可以抵抗慢性疾病问题的侵害，除非我们能够在人没生病以前就有更好的方法恢复，保持健康，而这正是传统医学可以做到的"。所以世界卫生组织对传统医学，在健康这方面，能够起的积极作用，包括对疾病的预防作用，是充分肯定的。

8. 社会经济发展模式的改进推动医学向健康为中心转移

第八个影响因素是社会经济发展模式的改进，这是一个积极的动力因素。目前，造成人类疾病种类明显增多，疾病谱系显著变化，发病率明显提高的主要因素之一，就是生态环境和社会环境的变化，而生态环境和社会环境的变化，是经济发展模式的产物。这就是为什么中医药的国情调研组，一直强调中医药的问题是系统性的问题。不能就医论医，就药论药，医和药的背后，是社会发展模式，是老百姓的生存价值取向问题。只有社会经济发展转变到"以人为本"作为基点，以十八大明确提出的"尊重自然、顺应自然、保护自然"为原则，选择资源节约和环境友好的发展方式的时候，生态环境质量和社会环境质量才能得到改善，致病因素才有可能得到有效控制。宪法规定的人民是国家的主人，所以要转变经济发展模式。我们在座的各位都要转变生存目标和方式，我们国家的环境和资源不足以支撑13亿多人口人人都过上住高楼开小车的生活，是不足以支持的，党和国家应该把这个跟群众讲清楚，我们没有这个可能。2020年要实现小康，但千万不要想马上就能实现中康和大康，这个不现实，总有人过不上那样的日子。但是我们要形成一个公平竞争的局面。

9. 最大的阻力：改变医学中心必然要付出巨大代价

阻力来源于什么方面？我认为阻力归纳起来，最大的阻力就是为改变未来医学的中心，必然要付出巨大的代价。讨论医学是以疾病为中心，还是以健康为中心，并非要否定医学同时肩负的防病和治病的双重责任，而是要区别区分侧重点，但不同的侧重点，必然决定不同的利益分配体制机制和结构。这是世卫组织的归纳，就是影响人的健康寿命的因素，医药只占8%，就是医疗保障手段、看病不论花多少钱，也只起8%的作用，而生活方式占60%，遗传因素占15%，社会环境占10%，气候环境占7%。

所以未来医学中心的转变，不仅意味着医药界从业知识技能结构的转变和从业人员结构的调整，更重要的是医药产业内部产业结构的调整和利益分配格局的重大调整。那么面对着这样的转变和调整，就要求目前作为医药产业主体的业界机构和人员要付出代价，包括经济利益、时间和精力。比如以疾病为中心的时候，医生处于主导地位，但是转变到以健康为中心的时候，就是民众和医生共同决定，共同决定治疗方法或者养生保障方法。这个时候，医生的主角作用就淡化了。医生的地位，某种影响力在某种程度上就下降了。这是对于目前以疾病为中心的医药服务模式，做得风生水起、得心应手的情况下，指望单纯依靠医药业界内部的自觉、认识和自发努力，来实现医学中心向健康的转变是不现实的。最后归纳一下，以上这些因素，都可以影响未来医学向以健康为中心的模式的转变与推动。

今后医保制度往哪个方向走？我们国家医保制度面临的经济难题，到底是继续扛下去还是尽早下手？这是必须要考虑解决的问题。还有生态环境和社会环境的压力，我们到底还能承受多久，这是很重要的关联因素，但是这个解决方向和时间是难以判断的。其主要因素有两个，一个是以疾病为中心的现有模式的惯性，包括技术惯性和利益惯性，盈利模式的问题。另一个是改变医学中心的转变，必然要付出巨大代价。我的一个基本判断或者说一个理想，未来医学应该是、也必然是以维护人类身心健康为中心。注意，我讲的是身心健康，不是光讲身体健康。身心健康为中心，低成本、个性化、覆盖全民和可持续的。这是一项多因素、多角度参与的全社会系统工程，以健康为中心还是以疾病为中心是道和理层面的问题。有一种对层次的表述方法叫"道、理、法、术、器"，中医的表述方法叫"理法方药"。我认为这个医学中心问题是道的层面的问题，或者说至少也是个理的层面的问题，那么从道和理再延伸扩展到法、术、方、药的过程，必然是一个非常漫长的过程！

（原演讲题目是《以健康为中心，还是以疾病为中心》）

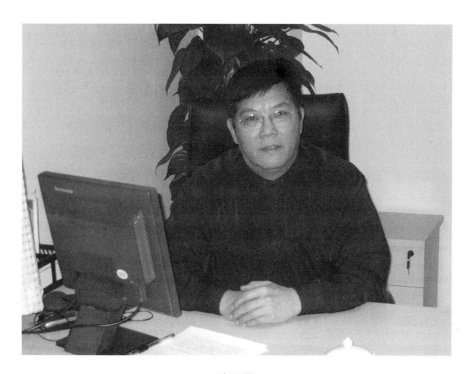

陈元平

十二、平衡的医学

作者：陈元平（中国人民大学培训学院 - 健康管理学院创院院长与教授，国家中医药管理局中医治未病工作顾问专家，国家发改委健康服务业发展年度研究报告〈蓝皮书〉总报告人，世界抗衰老医学会国际健康产业联盟中国区主席）

针对本次论坛我仅从动态平衡的角度来探讨一下未来医学的问题，一家之言仅供诸位研讨时参考。

1. 社会物质与精神不平衡发展

目前中国社会矛盾诸多，单从中国的国情来看，当今社会存在的不和谐因素，主要存在社会发展、资源分布、城乡差距、分配不公等矛盾构成。比如从形态上讲，精英固化、底层碎片化等等。从社会物质与精神的同步发展角度考量，我认为中国正在遭遇着历史上空前绝后的社会价值系统的紊乱，这是最大的不平衡。

在 30 年的时间里，中国创造了历史上从未有过的巨大物质的同时，在精神层面，迅速地平面化、物质化、庸俗化和后现代化，这是造成目前不平衡发展的必然结果。相对于中国社会普遍存在的不和谐因素，今天的问题，就是如何面临中国社会的老龄化，目前这已经成为最趋紧迫的重大任务，而解决健康问题，尤其是大众健康问题，积极构建于全面发展中国完备的健康保障体系，提高国民的健康素质，延长人民的健康寿命，是确保民族复兴的国家人力根本。这是适应社会文明进步和谐发展的必由之路。

一个完备的国家健康保障体系，应该从社会平衡发展的基本规律出发，应以国民生命健康为本。

2. 平衡——民族复兴之国家人力根本

中国老龄化已经呈井喷态势，到 2030 年就基本爆发出来了，到 2050 年的时候，中国老龄化有什么剧变？两个半劳动人口养一个老年人，这相当的严重了，可能给中国带来整个的不和谐。我去年接了国家发改委的一个课题，中国健康服务业发展年度研究报告。今年我们在博鳌论坛发布的总报告，其中就提到中国人口的结构变化、中国健康状况、医疗保障的经济支出、人民保障的体系等。我基本是从人口结构的角度来分析目前的健康服务业和目前的老龄化给中国带来的整个的风险和不和谐。

去年参加加拿大方面组织的一个报告会，在谈到人口分布的问题时做了个简单的分析，加拿大就是 2000 多万人口，中国每年死亡人数是 1000 万，中国每年死半个加拿大的人口数。我们需要仔细分析一下，正常的死亡是 700 万人，非正常死亡 300 万人，非正常死亡包括车祸等等，而非正常死亡里的 300 万人里边有 10%，即 30 万人是自杀，而自杀的人里又有一部分是老年人，占的比例并不算少，这无疑给我们整个社会带来的不和谐因素非常大，他牵扯到个人、家庭、社会因素，这应该引起我们高度的重视。

和谐论来自《论语》"不患寡而患不均，不患贫而患不安"。这是我们从儒家的角度来诠释平衡，所以过去老讲半部《论语》治天下。那我们从道家或道家思想的角度来看看它平衡的价值，我认为自然哲学，比如天人合一，解决人与自然的矛盾。政治哲学无为而治是提供社会治理的一种方案，人生哲学是虚一而静，是帮助修身养性的法宝。我从儒家、道家的文化角度去诠释未来医学的社会发展目标，就是今天我们在讨论的问题。目前医学的发展，全世界也包括中国，正在制造着供不起的不公正的医学。许多国家已经走到可供性的边缘，把医学发展的战略优先从以治愈疾病为目标的高科技追求，转向预防疾病和损伤，维持和促进健康。

只有以预防疾病为首要目的的医学，才是大家能供得起的医学，才是可持续的医学。这才可能是公平和公正的医学，我觉得未来医学应该从社会的发展角度来考量。国际医学小组、医学组织，研究将近 20 年过去了，问题依然没有解决，而且愈演愈烈。就刚才社会科学院陈教授从医药的角度宏观去分析，这必然对医学的目的做根本性的调整，这是我们今天讨论未来医学真正的原因，也是中国构建健康保障体系的根本所在，我认为这是我们要思考的。

我们一直在寻找一种方法，解决"看病难、看病贵"的问题。我记得2007 年的时候，吴仪总理曾经积极推动的就是中医"治未病"，并以此为抓手解决"看病难、看病贵"的问题。为此国家中医药管理局专门成立了中医治病健康工程专家办公室，我有幸被聘为"治未病"专家组专家顾问。

3. 未来医学的社会发展目的

我一直在思考用中医来解决目前的整个预防保健体系的不平衡发展问题，中医是不是能解决？我想借此谈谈中医对整个社会发展、对整个解决未来医学的问题有哪些价值。中国传统医学最高境界以平为期，以和为度，就是说以平衡为期待，以和谐为高度，强调了九大平衡的健康之本。中国传统医学的根本是平衡，这种动态、全方位的、多元化预防为主的思想非常可贵。

我们从原创思维看，中国传统医学的传承与发展，是哲理之医学，是动态研究之医学，是个体化治疗之医学，是整体性研究之医学，是致中和之医学，也是"以人为本，以德为魂"的仁心仁术之医学。

中医药的历史作用，特别是最近屠呦呦获得诺贝尔奖的时候，中医药被炒得沸沸扬扬。我们得分析一下中医药，它到底在人类历史上有什么作用。中医的蓬勃发展和与现代医学的汇聚和互补，已经成为迅速发展的时代潮流。我们一直在讨论中西医结合问题，我始终认为，得站在一个发展的角度去思考。无论是西医还是中医，它的源头都是巫医（原始医学）。我认为应该从医分三支去整合，比如现代医学，就是所谓的西医，传统医学即中医，还有一种医学，即神灵医学（有原始巫医成分），应该是三者整合的时代。

中医药学的蓬勃发展和它与现代医学的汇聚和互补已经成为迅速发展的时代潮流，已经成为医学科学发展强大的动力，而且也已经成为临床实践中提高医疗保健水平、降低医疗费用和社会成本的有效手段。当代科学技术正出现从分析向综合回归的显著的趋势，通过多学科的交叉，应用信息科学、系统科学、复杂科学新理论和新方法来认识生命奥秘和疾病现象已经成为热点。从而为认识中医学整体观，辨证论治，因人施治，为复方用药的优势和特点提供了机遇和条件。建国60多年来，中医发展赶上了很不错的时代，特别是提倡上工"治未病"，在整个社会发展中达成了相对的共识。

4.中医药的历史作用与地位

随着中医药国际化不断深入，中医药发展过程中对生命和疾病的系统性和复杂性等关键问题认识的突破，将对生物医学生命科学乃至整个现代科学的发展产生重大影响，将会促进多学科的融合和新学科的产生，使人类对生命和疾病的认识得到进一步提高和完善。给我们提供了一个新的决策。一个时代的社会平衡发展。

中医学是研究人体生理、病理及疾病的诊断和防治的一门科学，她有独特的理论体系和丰富的临床经验。她以整体观念、全息思维为主导思想。以脏腑、经络的生理、病理为基础，以辨证论治为诊疗特点的医学理论体系，我认为它属于复杂系统科学范畴。

中医药是动态、开放的医学体系。中国的医药学自古以来就是动态、开放的医学体系，随着时代的进步，当代科技成果的提高，它是汇集所有当代医药的精华于一身，为患者提供与时代科技水平相适应的、相对完善的医疗服务。传统中医药学只是继承了某一个时期的医药学的一部分，今天的医药学已经不同于以往的传统医药学。当代中国的中医学，中医药学，应该是用现代科技武装起来的，包括西医在内的中国传统医药学，实际采用了现代科技的方法来提炼。

5. 未来医学的方向

未来医学的方向，中国传统医学是动态、开放的医学体系，它的先进理论是未来医学的重要组成部分。30多年前，著名科学家钱学森就预言，21世纪的医学方向是中医。未来中医药必将成为世界的主流医学，中医的仁心仁术可以带动世界未来医学发展的方向。

中医是无形的科学人类的智慧。儒家的文化、道家的思想、宇宙的潜能，都是无形的科学，这些无形科学就是医道。无形科学是以不变应万变的医学，是执简驱繁的医学。法无定法，方无定方，量无定量，只有不知之症，没有不治之症。

中医到底是什么医学？它是绿色的医学、整体的医学、生态的医学，是经验的医学、实践的医学、哲学的医学。中医提倡"取自然之物，用自然之法，调自然之症"的自然而然的疗法。我在美国曾经生活过近10年，接触过很多的自然疗法，而中医是美国自然疗法中最大的一支。中医经过几千年来，用生命和智慧积累了丰富宝贵的经验。中医是经验的医学，它主张实际临床辨证论治的实战能力，所以说它又是实践的医学。

中医充满哲学思想、充满辩证法，而中医核心——阴阳学说，是矛盾统一规律，中医是哲学的医学。中医是简明的医学、即精明的医学，把复杂问题简单化。中医的诊断和治疗很简单，比如说颈肩、腰椎间盘、急性脚扭伤、坐骨神经、腰肌劳损等，中医可以用简单的方法治疗，就有很好的效果。中医是简明的，是执简驱繁的，中医的成本又很低，经常使用的手段，比如中药、草药等等，适用于广大低收入的民众。所以我认为中医又是经济的医学。对于全世界"看病难、看病贵"的问题，找到中医药，我觉得应该是最好的方法。很可惜！我最近发现，中医药也在涨价，涨得也很可观。我到药都去考察了一下，药价比10年前翻了近一倍多，尽管如此中药依然要比西药价格低许多。

中医学是低碳的医学，不会污染环境，不影响生态平衡，没有化学污染。中医体系包含了系统认识，信息的整装基础理论，对于现代科学发展要提前N多年。中医治疗常见病、慢性病和疑难杂症，都有独特的方法和疗效，能解决很多西医不能解决的难题。中医是疾病的医学。我们有时在医院里发现，有些疑难杂症西医看不了，西医大夫会很善意地跟病人说，不行你看看中医吧。这下变成了中医治末病了，我曾经在宁夏的一次会议上用此例子解释过一位将"未病"读成"末病"的领导，并以此帮他缓解了现场的尴尬。

中医的生命观、疾病观、生态观、养生观，有诊疗理念和诊疗特色。它既能治病，又能防病；既能养生，又能保健；既能救死扶伤，又能够延年益寿，因此，中医是健康的医学。

6. 中医是"治未病"的医学

中医的祖先是道医，我认为不能称为道教，应该称为道家思想，是将慧观与智观和谐统一的整体把握，运用慧观研究隐态物质的极大成就。在隐态物质研究的高科技领域，中医的祖先遥遥领先于世界各个民族，傲立于世界民族之林。道医与中医是能量医学和信息医学的连接。中医"治未病"，是以预防为主的可贵思想，"治未病"所提出的健康状态下，就要懂得未雨绸缪，未病先防，已病防传变，愈后防复发这样用防患于未然的理念，是一种动态的、全方位的、多元化的以预防为主的可贵思想。中医药在预防保健养生治疗全方位都具有优势，中医是"治未病"的医学。

我们在 2012 年开始承接中医有关的课题，中医药发展的创新模式研究，也就是国家科技部"十二五"科技支撑计划课题：中医"治未病"预防保健规范标准，制定预防保健"治未病"与健康管理的规范标准，从中医"治未病"的角度形成体系的国家标准。我认为得从宏观上定个调，健康服务的新发展模式，在平衡与和谐的基础上，构建中国人健康战略的规划及其家庭的人身健康规划。其实中医"治未病"，从这个角度思考，对整个国家的健康保障体系带来落地的项目；从微观上，要大力发展科学客观的生命健康状态的检测辨识技术，以及亚健康未病状态下的干预调理养生技术，实实在在的一大批项目，能够让老百姓用得上。使得国家课题成果真正产生实际的应用价值，树立科学的健康管理与养生服务的理念，创新适合中国人特点的健康医学，可供得起的医学。

7.中医动态哲理的五大特色、六大优势

中医是哲理之医学，是动态研究之医学，是个体化诊疗之医学。中医是整体性研究之医学，是致中和之医学，是仁心仁术之医学。中医有五大特色，即个性化辨证论治、平衡性的防治原则、差异化的治疗法则、多样化的干预手段、天然化的用药取向。中医有六大优势，即临床疗效确切、用药相对安全、服务方式灵活、费用比较低廉、创新潜力巨大、发展空间宽广。这么好的方法，不能解决"看病难、看病贵"的问题吗？

科学与人文融合，为中医药的发展带来了勃勃生机。中医药是医学科学里与人文科学水乳交融的科学，科学为人文奠基，人文为科学导向，科学求真，人文求善，科学人文，和而不同，互补互动。中医药、中医学是具有中国人原创思维、原创优势的医学，属于复杂系统科学范畴，有着独特的临床疗效。

当今世界面临亚健康和难治疾病的两大难题，今天中医中药更凸显出自己的优势。我们要通过多学科交融的科学探索，坚持以宏观与微观结合、综合与分析结合、实体本体论与关系本体论结合，揭示中医学科学内涵，促进中医药学理论创新，建立能够体现中医药自身规律特点的质量控制标准、医疗技术标准、安全性评价标准、临床疗效评价标准、应用技术操作规范，带动中医药标准化规范建设。

8. 神圣的生命科学

我在几次健康相关会议论坛都在呼吁"神圣的生命科学"。有人说中西医理论无法沟通，事实则不然。对中西医面对的是同一个病人，同一种病，

只是从宏观微观不同的角度对其解释不同，治疗方法各人而异，两者是完全可以配合、可以结合、可以共合直至融合的人类神圣的生命科学，我认为这只是一个时间的问题。需要融合和整活，整在一块儿，不是把它整死，而是把它整活。宏观可以靠微观，微观可以补充宏观，这是由于中医长于宏观，西医临床长于微观的医学特点所决定的，尽管人们的认识需要过程，但这只是迟早的问题。所以我说利用系统思维方法，即更新的系统思维方法和现代医学的测量技术。在做标准的时候，大量运用系统思维的方法和现代的测量技术。

推动历史性的医学变革，中西医学的主从地位进行不以人们的意志为转移，慢慢地发生变化，以便为中华民族的繁荣做出非凡的贡献。中医理论随着时代的发展，对于中医学将来坚持的科学态度，其中的精髓要坚定不移地继承，其中的劣势要坚定毫不吝啬地丢弃。对于西医与现代科技的优秀成果，同样要主动地吸收，如此使中医理论随着时代的发展、科学的进步，越来越适用于临床需要。

9. 中医是与时俱进的医学

从宏观微观不同角度入手，中医是与时俱进的医学。中医是提出原创的知识体系，我始终认为，中国没有形成自己独立的知识体系，所以我们常常被外国人用他们的知识体系来评价，这是中国人的悲哀，是我们民族文化的悲哀，中医也一样。我们能不能建立起一套中医文化的知识体系是当务之急。我们有一套自己的独特的知识体系，中医药在世界许多科技发达的地方得到了迅速传播和发展的事实，都说明其具有许多优秀的知识和文化。

2009 年，我曾经为卫生部的一个刊物写过一篇文章，其中提出：固本以维护、治本以恢复机体的和谐统一，有序、平衡是干预调整个人健康状况的基本法则。疾病是一个感觉，健康是一种状态，生命是一个过程，平衡就是健康，健康是一种相对的平衡、和谐以及有序的通顺状态，疾病是因为不平衡、不和谐或者不通顺时表现出来的不适的感觉，而生命是疾病和健康和谐共演的整个过程。

生命基于和谐，健康源于保养，疾病在于调节。我们应该更多地依靠和保养自身的健康能力去平和疾病，给生命以和谐演进之环境。健康主要是靠我们自己去建设和保养，不能完全去依赖医药和医生。故此，我们应该平和地善待疾病，因为平衡就是健康，和谐才能成就生命，而我们所倡导的健康就应该是真实的生命状态，是通过我们真诚的医疗与健康服务，回归其本来就具备的健康能力。回归哪个健康能力呢？就是从娘肚子里爬出来时所具备的生命本源的健康能力。

10. 未来——传统与现代智慧相结合

中国传统文化的观点，我认为身心灵的和谐是健康的。我总结了四句话：阴阳平衡为之健，阴阳失衡为之疾，调阴阳平衡为之治，保阴阳平衡为之养。实现人体的阴阳动态平衡，人自身各大系统和谐，人与自然环境的和谐，人际关系的和谐，人与万物的和谐，这是健康与养生的永恒追求。我们开展的人体生命健康科学，对生命、社会、文化做出符合人性的解读，从国家社会的角度，是进一步促进人类群体健康行为方式和人类社会的健康文化的发展。然而面临着一个崭新理念与实践，这是要进行多学科、多角度、多元化的科学沟通，才会形成全社会的共识，寻求基于知识的传统与现代智慧相结合的，人与自然共存的、可持续发展的模式，造福于人类。

我们的目标就是追求良善，追求良善是人类的终极关怀和目标，经济的增长和繁荣究竟是为了什么？我们一直在思考这个问题，如何构建一个良善的社会、一个良善的政府、一个能够享有健康保障的良善的公民。这个良善的政府的标准应该是什么？推动基于中华民族核心价值观的生命健康的文化信仰，达到和谐、健康、幸福、快乐！就是希望人们吃得好，睡得着、排得畅、心情好、风险压力小、健康寿命长。这便是中国国民的健康梦。

（原演讲题目是《动态平衡——健康保障与社会发展之本》）

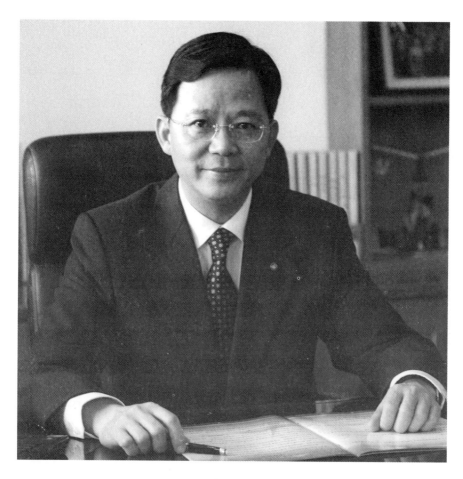

郭　清

十三、突破"医改"难题的健康管理事业

作者:郭　清（医学博士，二级教授，博士生导师。美国麻省医药学院名誉科学
博士、哈佛大学博士后，现任浙江中医药大学副校长。教育部"移动健康管
理系统"工程研究中心主任、"治未病与健康管理"博士人才培养项目学科带
头人、国家中医药管理局"十二五"重点学科"治未病与健康管理"学科带
头人。享受国务院政府特殊津贴，荣获中国健康管理杰出贡献奖。公开发表
论文 170 余篇，出版学术著作 26 部，担任《健康研究》杂志主编）

　　我是从临床医学开始学西医，然后到西方医学。10 年前我就提出把我的
余生贡献给健康管理事业，这是我的学术三部曲。我的工作是从西医院校到
综合性大学，现在又到了中医药大学，我在三个大学担任了校长和副校长的
工作。所以今天我想围绕"探索新医改难题的健康管理策略"来讲。

1. 医药卫生体制改革的困境

　　医改为什么是世界性难题呢？大家也都这么认为的，我在哈佛大学做博
士后研究的时候，研究的也是这个问题，比较各国家医疗制度的设计。这个
问题难就难在健康需求的无限和资源配置的有限。矛盾就在这，需求是无限
的，是不断上升的，但是资源是有限的，这就是矛盾，这就是世界难题。

　　今天各国都还在不断地探索和完善的过程中。最近两年，李克强总理在
政府工作报告里，也谈到要继续探索医改这一世界性难题的中国式解决办

法。中国式解决办法，这也是我今天第一个切入的问题。作为医药卫生体制改革，我们并不是很顺利地朝着一个目标努力，其实是处在一种困境中。

我今天主要谈谈 2009 年新医改，就是所谓的启动新一轮医改，健康中国 2020。我们要实现的目标，我用了几个黄色的字，其实要求并不高。但是我们发现，在提供这种医疗卫生服务的四个方面的特点，即安全、有效、方便、价廉，也是最基本的要求。但是我们都没有实现，根本问题就是在于方向的选择，到底是选择健康，还是选择疾病。而我们现在整个医改政策的出发点，都是瞄准疾病，不是选择健康。我最近参加国家卫计委的"十三五"规划的论证，对于"十二五"的整个情况做回顾性分析，有些数据都不能公布，否则可能会引起社会很大的反响。

我们原来预想中要实现的目标，基本都没有达到。第一，医患矛盾改善没有呢？没有，我会用一个案例来分析。第二，我们指向的解决问题"看病难、看病贵"缓解了吗？老百姓满意吗？不满意！还有从整个卫生工作方针的要求、整个政策的导向，一再强调的关口前移、重心下沉，做到了吗？也没有。一直提倡了十多年所谓"小病在社区，大病到医院"，做到了吗？也没有。

昨天晚上我在看新闻报道的时候，也还在谈这个问题。80% 的资源配置在大医院，80% 的病人到了大医院，这样也根本没有实现这个目标，这个是"十二五"的政策情景分析。

我举一个案例，发生在 2013 年浙江温岭市，一个县级市的医生被杀事件，这个事件曾经引起了整个浙江卫生界非常强烈的反应，差点演化成整个浙江卫生系统医护人员的集体罢工，后来是利用了很多手段才把它给压了下去。

我们后来关注到，类似的案件，已经不是在中国个别地方发生的，这是一个普遍的现象，媒体也曾多次公开报道。其中一位主治医生对记者说："他永远忘不了。"一位围观的老奶奶说:"医生态度不好,就应该捅。"还有人说:"现在医院就知道赚钱,肯定是医生把人家逼得没有办法,人家才会杀人。"一位患者甚至说:"杀死一个医生,下次来看病,态度肯定好了。"这是媒体公开报道的。

2012年3月份,哈尔滨医科大学附属第一医院,有一位年轻的医生也被杀了。这个年轻医生的大学的同学,也正好在我的团队里,就是赵博士。当时事件发生以后,令人震惊的是什么呢?网民的调查,65%的网民对医生被杀表示高兴。

最近卫生部做过这方面的专门分析,虽然把刀捅向医生的是偏执扭曲的极少数,但是对于医生抱有敌意的却是大多数。这是一个客观的调查结果,这是很可怕的啊。

我现在可以做这样的结论:当今中国医患关系是古今中外最恶劣的医患关系。

今天世界上找不出第二个像中国大陆这么恶劣的医患关系,港澳台地区的医患关系却很和谐。我们不要说跟发达国家去比,医生是多么受人尊重。我到非洲去慰问医疗,发现医生也是多么受人尊重。我们可以再回顾一下,现在的医患关系还不如"文化大革命"期间的医患关系,这是中国当今的事实。所以我觉得陈其广教授已经对这个问题做了很深入、很透彻的理性分析,还有陈元平教授都讲得非常好,对这个问题我想不需要再做更多的解释。因为我现在也是国家卫计委专家委员会的成员,我们要看到这样一个事实。

2. 中国面临着人口老化和重大慢性病挑战

第二,从现实到未来,我们面临的两大挑战,就是中国面临人口老龄化和重大慢性病，这是我们每个人都回避不了的。这个挑战就是我最近 10 年来的研究，全世界没有一个国家有中国这么大的压力。

我们可以看这张图，就是从 1950 年到 2050 年这 100 年当中中国人口结构的变化，每隔 5 年的一个变动。到 2000 年的时候，是一个分界点，准确地说，是 1999 年，中国整个国家进入人口老龄化，后面的压力越来越大。

我们今天在座的有生之年已经将伴随着中国老龄化的全过程，可以看到人们腰越来越粗、胸越来越肥、头越来越大。我再用一个绝对数，就是由于计划生育政策，尽管现在已经松动了，两胎政策出来，但是在短期内，可以说在 25 年里，对中国人口结构没什么改变，没什么影响。我们可以看到 1999 年，整个国家进入人口老龄化，每隔 5 到 10 年的变化，到今年为止，大概整个比例超过 16%。到 2000 年的时候，达到 20%，就是 1/5，到 2030 年是 1/4，到 2045 年是 1/3，到 2045 年 1/3 的人是老年人。到 10 年后的 2025 年，整个中国老年人的数量超过美国的总人口数，所以今天老在强调经济新常态、经济可持续发展。我不知道未来 10 年以后，当中国人口老龄化压力这么大，中国老年人口超过美国总人口数的时候，我们的经济怎么可持续发展？这是一个很大的挑战。

由于计划生育政策改变了家庭结构，这么大的老年群体，未来的照顾谁来做？我最近 3 年都是在考察西方的养老，健康养老。今年是到了瑞士、意大利、法国，去年在美国，前年在北欧。我已经看到了中国的挑战，就是对老年人的照顾，照顾的人比被照顾的人多得多。

在瑞士养老院考察时，发现 65 位老年身边有 75 位医护人员和工作人员。中国能提供这样的服务吗？有可能吗？家族养老是不可能，谁来为我们养老，我们老了以后，社会养老、机构养老有可能吗？所以挑战是巨大的。

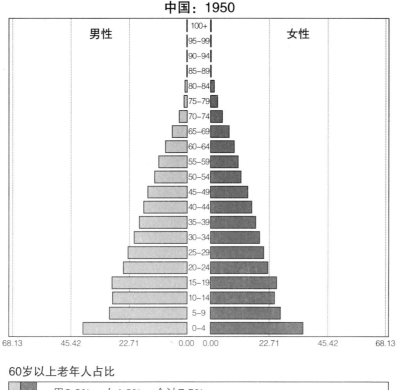

中国: 1950

60岁以上老年人占比

男3.3%　女4.2%　合计7.5%

20-59岁青壮年占比

男25.6%　女23.6%　合计49.2%

0-19岁少年儿童占比

男23.0%　女20.3%　合计43.3%

中国人口老龄化进程加快

卫生部官方公布，到 2012 年底，中国有 2.9 亿心血管病人，现在每年大概增加 1200 万到 1300 万，现在肯定是 3 亿多人。2015 年在美国心脏病杂志上的报道，对中国的调查，3/4 的成年人，也就是 20 岁以上的成年人，存在心脑血管的风险。我觉得这个挑战太大了。人人好像不是这个问题，就是那个问题。比如心血管的问题就在我们身边，随处可见。

官方 2013 年公布的 1.14 亿糖尿病人，每年大概增加 300 万到 400 万。实际上今年的调查，在国际杂志上发表的调查结果，中国未来的发展趋势，有 6 亿人处于糖尿病前期。他们的血糖水平偏高，未来的若干年逐步演变，就有可能成为二型糖尿病病人。

这两个巨大的数据，仅仅心血管疾病和糖尿病，在卫生部统计信息中心的资料显示，过去 30 年，所有的慢性病的发病率、死亡率全是上升的，没有一个是下降的。但是大家会问，这是不是世界趋势？不是的。美国死亡率排名第一的心脏病，过去 30 年是持续下降，而中国是持续上升。未来 30 年还将上升，这个趋势还将持续上升，这是两大挑战摆在我们面前。

还有就是慢病的低龄化，这又是中国的一个特点。去年我到美国去做比较分析，就发现中国慢病的低龄化，每一个五年一组的老年人人群，中国人的健康状况跟美国人同年龄一组一比差距很大。中国的一个特点，慢病低龄化，中小学生高血压、糖尿病大量涌现，这也是我们 30 年前根本不能想象的事情。

3. 顺应世界潮流，以健康为中心

我们到底是选择健康，还是选择疾病？我认为要顺应世界潮流，以健康为中心。

新中国建立后,当时的选择是正确的,所有我们配置的资源并不多。我们用了世界卫生总费用的不到 2%,解决了世界 22% 人口的基本医疗保障问题,基本医疗卫生保健问题。所以前 30 年中国人健康水平提高得非常快,国际社会世界卫生组织、世界银行联合国儿童基金会都对中国模式给予了高度的评价。但是改革开放以后,没有人对中国模式进行评价和干预,我们全部否定了这个做法,成功的做法全部否定了。但是世界确实正在朝着这样一个以健康为中心的目标迈进,我们这 30 年落伍了。

我在哈佛大学学习的时候,走进大厅,映入眼帘的是这句给我最大视觉冲击的话:"追求最高的健康水准,是每一个人的基本权利。"在哈佛大学医学院的主楼 100 米长的外墙上,联合国用 6 种文字也写了这句话。在世界卫生组织的一楼大厅里,也用 6 种文字写了这句话。全世界都知道"追求最高的健康水准,是每一个人的基本权利"。在引导健康向这个目标迈进,而中国现在医改的整个思路政策的导向都是以疾病为中心。

从 1977 年开始,一直到今天,国内外学者,包括世界卫生组织的领导,在全世界范围内做了大量的研究,得出了共同的结论,包括我的导师,把这个方法从国外引入中国。我的导师是我们国家社会医学的奠基人,他在 80 年代回到中国时引入了这个方法。当时我们在广州的中山医科大学工作,在广州珠海做了很多调查,然后在全国 19 个省市调查。调查的结论跟现在的调查都是一样的:"在医疗卫生服务体系配置的资源,80% 以上都配置到了 15% 的生物遗传领域。"而对其他方面,特别是最大的生活方式,我们配置的资源非常少,国民也没有这个意识,政府的政策导向也没有这方面的引导。

4. 健康管理理论与实践探索

15% 的遗传生物因素，它是可调控的、可发挥作用的，所以现代医学是有局限的。而在其他方面，特别是最大的生活方式，我们是可以有所作为的。刘德培院士举的例子，我觉得非常好，对糖尿病的治疗，调整了生活方式以后，没有用任何药物就下来了，这是非常明显。我的家人、朋友都做过大量的研究，十几年的跟踪研究，我的岳父岳母都是这样的，生活方式的改变以后，健康状况比 15 年前都更好了。所以在 100% 的影响因素当中有 90% 的因素是可以调控的。我们是可以有所作为的。所以我提出危险因素是可控的，健康是可以管理的。这也是给我们的一个信心。

好的医生应该使人不生病，而不仅仅是治病的医生。医学不仅是关于疾病的科学，更应该是关于健康的科学。但是很遗憾，今天中国的所有医学院，仍然是关于疾病的科学。

10 年前，王龙德院士在中国工程院曾经拿了个大项目，希望能改变这个趋势。但 13 年多做下来，我觉得没有什么太大的变化，这个要改变是非常困难的。航企的副委员长曾经在北大也想推动这个工作，但我只参加了两次会，就觉得难度非常大，阻力非常大。又比如屠呦呦获得了诺贝尔奖以后，我有很大的感触，就是今天发现问题的人很多，但是发现问题并能解决问题的人并不多。

如果我们来谈问题，可以谈很多很多，提出解决方法的就很少了。怎么去解决这个问题，还有提出解决方法并能坚韧不拔去干的人少之又少。未来医学论坛，是不是要沿着这样一个思路去实现，因为科技进步和文明进程最需要后面两种人。特别是最后一种人，要能坚持的，这种人是真正具有大爱的智者，是能够推动人类文明前进的动力。

5. 健康管理落地工程

中国传统文化中医学的思想两千多年的传承,怎么理解"治未病"?为什么要"治未病"。2007 年,吴仪副总理推动"治未病"健康工程的时候,我竟然听过两个中医药大学的校长在讨论这个概念的时候,说:"这个提法不好,'治未病',没有病治什么病啊?"两千多年来,我们提出"治未病"这个理念不好吗?我一直在思考这个"治未病"。我的理解,这个"治"不是单纯治疗的"治",不要想象得那么简单,不治已乱治未乱,那这个"治"又是什么意思呢?

孙中山先生其实对这个"治"有过他的解释。

我认为第一个层面的"治",是从"天下大治"这个层面来理解,就是又回到今天方向的选择。你选什么方向?我认为是治理的概念,怎么去治理,这是一个很高的层面。从哲学层面来去思考。

第二个"治",是管治的"治",怎么样去破除这些危险因素?对健康影响的众多因素,怎么去设计路线途径?

第三个才是到了具体的方法和技术。这是我对"治未病"的思考,所以在构建学科体系的时候,我认为需要从这三个层面来考虑。

作为大学,国际公认的三大使命是:人才培养、科学研究、服务社会。作为大学的三大使命,怎么具体操作?

第一是人才培养,从理论体系的构建,把知识体系构建起来。我在杭州师范大学做副校长时,成立了中国第一个健康管理学院。这个学院成立的过程是很艰难的,并不是大家一开始都认同,是克服了很多阻力,过程是很曲折的。从我们班子成员的教授,一开始绝大多数人是反对的,并不是像今天这样都认同。经过了多年的不懈努力,批准了中国第一个"治未病"健康管理的博士点。王国强部长在多次场合讲，为什么这个博士点没有建在中医药大学，而建在杭州师范大学？因为在这个过程中，我们也得到了很多方面的支持、鼓励、帮助，光靠自己的力量是不够的。

国务院学位委员会的委员们，让他投这一票，需要说服他，的确是很难。就像陈元平教授讲，我们去找有些委员，他说你们怎么连错别字的材料都给我，明明治胃，胃肠道的"胃"，说你们怎么写成这个"未"。"治未病"的"未"，他以为是胃肠道的"胃"，他说你们都写错别字，还来找我。然后我们跟他解释，我原本准备了五分钟的时间，后来发现半个小时都解释不清，后来我们不断地去说服他们，最后才得到了通过啊！

这些年我们是在创建中国特色，比如学科体系的构建，学院、研究院、博士点、重点学科、工程中心，包括全国的医学院校的规划教材。我作为主编，北京大学是副主编单位。还有就是国务院 2013 年文件出台以后，关于健康服务业的文件出台以后，我们出了中国健康服务业发展的报告，现在两年出一次。

我觉得中医药一定要发挥重要的作用。大学的功能就是服务社会，怎么落地。针对人口老龄化慢性病的以大型的住宅小区为落地工程的"治未病"健康管理的产权合作的示范项目，这是跟浙江最有影响的房地产公司合作，建得非常漂亮，完全把我们的健康理念全部融进去了，包括颐乐学为、颐养天年、健康生活、快乐生活。怎么快乐？怎么学？学什么？现在杭州最难上的大学是老年大学，最难进的大学是老年大学，所以我们把园区变成了学校，还有怎么样发挥老年人的作用，体现他们的价值。我们借助互联网的技术做了针对心脏病的养成监控的智能系统，构建了医院社区到家庭的服务模式。如果糖尿病不改变生活方式，可以说现在的临床治疗方法是没有任何效果的。一定是未来并发症越来越严重，会对视力、肾脏、肢体造成极大影响，所以一定要把体系建立起来。

最近我们在发改委的引导下，做了一个模式：江南养生文化村。我们把理念体系放进去，协同创新的体系。健康管理中心在整个文化村里构建了非常好的健康，还有养生养老的公寓，包括对健康监测的整个智能系统。从王国强部长到省长都在工地上视察，都非常关注，他们认为这是非常好的健康服务和健康养老结合的项目。

未来的前景，国家提出 8 万亿，浙江的李强省长提出要超过 1 万亿，我认为这方面是大有可为，就是方向怎么选。是继续瞄准疾病，还是朝着健康去努力？未来医学论坛让我们更加坚定了信念，要朝着健康的方向，这是大学的使命。我觉得中国大学的使命还没有很好地承担起来，我们还需要继续努力。

（原演讲题目是《探索"医改"难题的健康管理策略》）

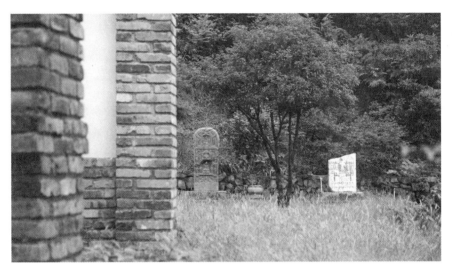

书院外景之三

十四、人体生命现象的 TTM 观测

作者：刘忠齐（联合国教科文组织世界生物医学技术科学院院士）

疾病的预防、治疗要想取得根本的、长远的效果，不仅要从局部系统出发，更要从整体的平衡着手。未来医学必须建立全新的理念，采用适宜的新技术和新的模式，才能揭示生命的本质和疾病发病的机理，达到预防与治疗疾病、增进人类健康的目的。整体医学模式必定是未来健康医学的主流。

整体医学模式需要的新技术要符合整体医学模式的健康理念，能够获得人体动态、连续的功能状态信息并对人体整体进行综合的、科学的分析评估，同时又能够发现人体各系统间的相互联系，鉴别疾病发生的原因，为整体干预及治疗提供科学依据。热断层（TTM）技术正是这样的一种技术。

1. 热断层（TTM）技术

热断层（TTM）是一种被动接收人体组织细胞代谢热，以功能学为主的医学影像技术。它首次实现了无损伤、无干扰地观测到人体体内细胞（细胞群）的真实情况的部分特征。由此发现了许多过去不为人知的人体生命现象对应的细胞群特性，还发现了细胞群与细胞群之间的部分关系，从而从更深层次上认识人类生命现象。

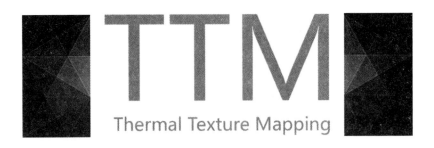

物理原理：热断层（TTM）扫描系统通过接收人体热辐射信号，通过核心算法计算机重建热断层图像，形成体表热分布数字化图像，计算出人体组织热源的深度，分析热源形态、走形、强度及热源间的相互关系，从而做出疾病的诊断以及全身整体健康状态评估，为疾病的诊断和治疗提供功能学依据。

热断层（TTM）技术物理原理

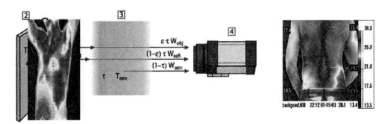

接收人体细胞代谢热，并根据人体热辐射模型重建细胞相对强度图像

医学原理:

(1) 功能医学技术

根据人体整体的功能状况,对人体的健康状况进行综合评估,包括脏器之间的关系,细胞代谢热的相对差值、分布形状及在热断层时的变化进行分析,最终形成评估提示。由于是功能影像,其观测灵敏度较高,但不可去进行形态的精确测量。

(2) 变动原理

对于活的生命,其对应的细胞代谢热也在因地、因时、因人改变。医生可根据改变的情况对人体生命状况进行综合分析,进行鉴别诊断。

(3) 整体、系统、多参数原理

根据人体整体的功能状态的综合评估。利用TTM快捷地观察人体整体细胞的新陈代谢热分布,包括精神和心理,并从中找到互相间的辩证关系。因此,TTM评估技术是一种互相验证的整体、系统、多参数综合分析系统。

(4) 对称原理

TTM的大数据证实了人体细胞代谢热的基本对称分布的原理。同时认为这种对称的破坏即是人体不健康现象的出现,调理的目的是恢复健康状态的对称性。TTM非常容易地观察到人体对称性的状况,并且可以定量地测出不对称的程度,为医生提供人体对称状况的直观图像和数据,方便医生诊治。

(5) 平衡原理

健康的人体整体,包括五脏六腑等,应处于平衡态,平衡破坏,则人体出现不健康问题,甚至疾病。治疗的最重要目的就是恢复平衡,使人体回到健康态。TTM可以帮助医生观察和测量人体失衡的状况和程度,同时,也可以评估平衡恢复的效果。

（6）相对差原理

采用人体脏腑及整体细胞代谢热相对差值。TTM 以相对差原理观察人体，避免了许多人为和使用条件不同的误差，为医生提供直观且量化基本稳定的图像。

（7）稳态原理

TTM 的大数据证实了人体的五脏六腑功能相互连接在一起，不会在短时间内有大的改变，人体这一相对稳定的现象为医学探索人体发病的原因及治疗方案提供了极大的方便。

（8）动态原理

人体五脏六腑或整体的功能在外界干扰下，包括物理方法、化学方法、心理方法等，特别是食物、保健品、药品及人为手段，如针灸、按摩、推拿等，将出现不同的改变。医生通过 TTM 可以直观并定量地观测这种变化，从而探索出对人体实施最佳调理的方案。

更有用的是，TTM 在 60 分钟内，即可灵敏地观察到这类外界干扰下，人体内部五脏六腑等功能状态的改变，以帮助医生高效快速地找到优化的调理方式。

2. 热断层（TTM）技术医学领域主要应用

（1）对人体生命活动规律的观测和研究

TTM 通过探测生命运转过程中的热能变化，了解生命本质中的一些重要因素，从而更加深入和精确地探知人类生命现象，观测生命活动的规律，为大医学研究生命本质，进一步提高对疾病的预防和治疗能力，改善和提高生命质量提供有力的帮助。

（2）TTM 对组织、脏器功能状况的评价

TTM 常用于心、脑等重要脏器的功能情况判断，在临床及健康管理中疾病的恢复和转归情况的判断较其他设备具有简便、快速、无创等特点。同时 TTM 可对脏器的功能失常风险因素做出判断，可针对性治疗和调理，并对效果做出评价。

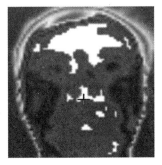
脑供血基本正常，脑组织代谢热基本正常

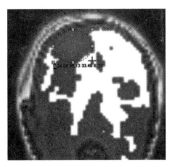
高血压病，右侧脑部缺血性改变（MRI 右脑散在缺血灶）

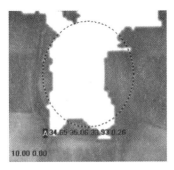
心肌供血基本正常

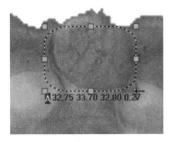
因高脂血症导致心肌组织细胞低代谢热反应，心前区呈代谢热减低（冠状动脉供血不足），冠状动脉造影提示冠状动脉阻塞75%

（3）TTM 对感染性疾病及损伤性疾病的诊断

感染性疾病及损伤性病变主要因为组织及周边组织炎性反应，其代谢热强度较正常组织相对改变，从而对病变性质作出判断。常用于病原体感染、组织损伤等，尤其对结核、病毒性感染以及淋巴结肿大性质判断、关节损伤性炎性改变、肝脏、肺等组织细胞功能损伤性疾病有其他影像设备无法比拟的优势。

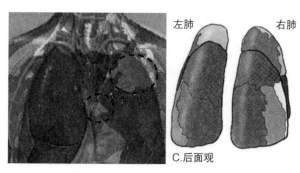

（左肺上叶后段结核空洞肺段切除术后 30 年，因左胸前区痛做冠造，结果正常）左肺上叶胸膜炎性反应

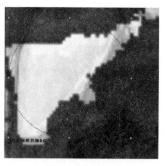

乙型肝炎（活动期）

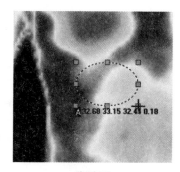

脂肪肝

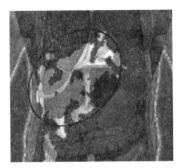
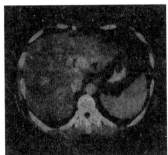

（肝炎）肝硬化代偿期

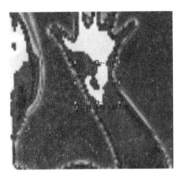
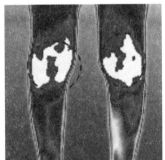

（类风湿性）关节炎

（4）TTM 在肿瘤方面的应用

TTM 可对肿瘤的活跃程度、浸润情况等做出判断。TTM 对疾病的诊断与肿瘤的新陈代谢功能状态及部位关系密切，利用 TTM 整体、系统、多参数的功能从而可能对肿瘤的早期病变及风险做出判断，对治疗的疗效及副作

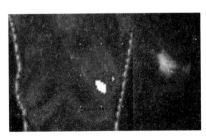
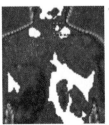
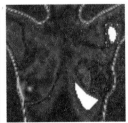

浸润性导管癌   左乳浸润性导管癌Ⅱ级

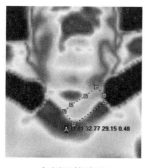

左侧甲状腺癌

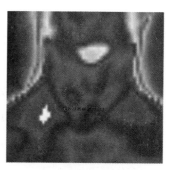

右侧甲状腺良性结节

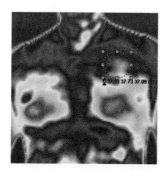

左肺上叶癌

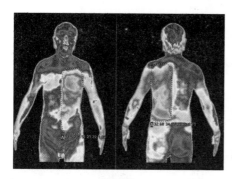

调理前

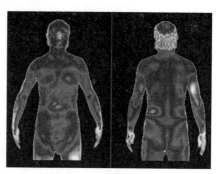

调理后

用做出客观的评估。

（5）TTM 对人体心理和精神状况的评估

采用热断层（TTM）技术对人体心理和精神思维状况进行评估的应用，

通过与心理临床数据的比较结果看出，TTM技术用于对人体心理状况和精神思维评估，具有以下几种不可替代的优势：①客观；②数据的重复性较好；③无损伤、无辐射、无污染；④快速；⑤对心理治疗及疗效评估方法可迅速做出客观评价。该方法的应用第一次实现了人类将自己的心理及精神思维状况以功能影像的方法客观显示出来。实现了人类的医学从真正意义上的"为人看病"，具有很高的推广应用价值。

下图为基本正常心理的 TTM 的图像和心理抑郁症图像：

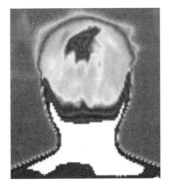
心理基本正常 TTM 图像（男）

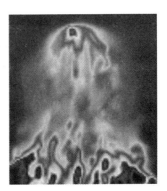
基本正常 TTM 图像（女）

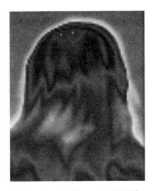
抑郁症（间发）TTM 图像

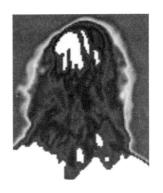
抑郁症（轻度）TTM 图像

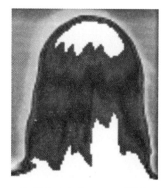
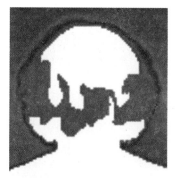

抑郁症（中度）TTM 图像　　　　　抑郁症（重度）TTM 图像

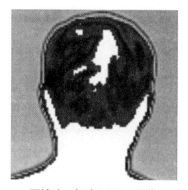
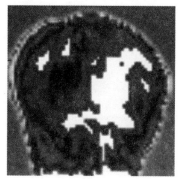

强迫症（轻度）TTM 图像　　　　　强迫症（中度）TTM 图像

（6）TTM 应用于在病因及并发症、继发症的鉴别诊断

利用 TTM 整体、系统、多参数的功能从而可能对疾病的病因及并发症、继发症进行鉴别诊断，这是 TTM 的独有的特点，也是最有价值之处。

（7）TTM 应用于疗效评估

人体的健康状态是一种全身反应性疾病，TTM 可通过一次扫描获得全身信息，其他手段无法做出全面判断，尤其对于调理效果评价有较高的优势。

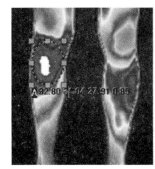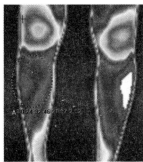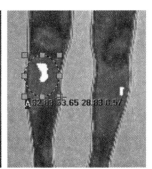

非何杰金氏淋巴瘤右胫骨转移治疗前后对比

（8）TTM 应用于环境状况与人体健康之间关系的评估

随着科技进步，城市化进程的加快，人类的生存环境越来越差，尤其是环境污染越来越严重，通过 TTM 图像分析，能够直观地看到环境给人体带来的影响，包括污染物质以及有毒物质在体内的沉积。通过 TTM 技术的指导，采用有针对性的调养方法，能有效控制因为环境污染而造成的身体疾病。

（9）TTM 应用于医学的其他方面

3.热断层（TTM）技术在中医领域的应用

中医是人类非常丰富的知识宝库和极其宝贵的医学财富。中药和针灸不但取之不尽，而且方便、经济，更可贵的是其纯天然性。

TTM 依据人体客观代谢热分布，将中医数据可视化、标准化，为受检者提供科学的中医诊断结论。

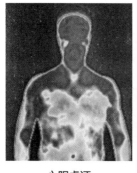
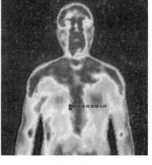
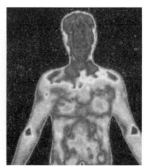

心阴虚证   心阴盛证   肝阳上亢证

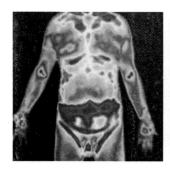

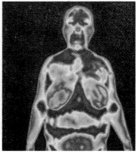
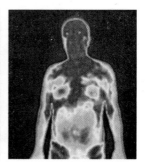

大肠湿热证   痰热壅肺证   肺热炽盛证

TTM 技术能将人体五脏六腑、十二经脉在治疗前后的功能状态的改变观测出来，找到相应的规律，从而在深层次上了解治疗在人体内的药理和疗效，即能可视化、数字化地给出中医临床疗效评价、评估。

病例 1：

××× 女 60 岁

肾病综合征（膜性肾病），微量总蛋白（24 小时尿）大于 8000，中药调理后降至 140。

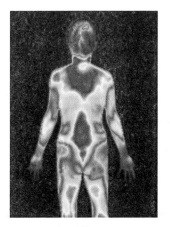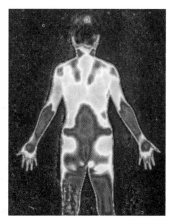

| 调理前 | 调理后 |

病例2：

×××　男　66岁

心脏病，医院要求搭桥治疗，TTM 提示心肌供血不足、肝损伤等，中药调理后肝脏功能及心功能改善。

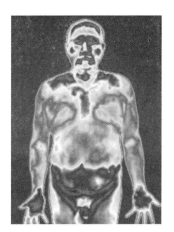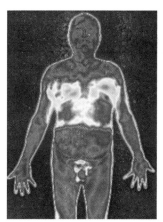

| 调理前 | 调理后 |

>> 医学的未来

　　我们希望人们在了解 TTM 技术的基础上，快速掌握和运用这门技术，促进未来医学更加有效地发展，让我们为"健康人类、和谐社会、幸福全球"这一目标的实现共同努力！

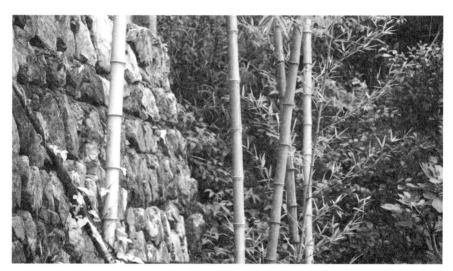

书院外景之四

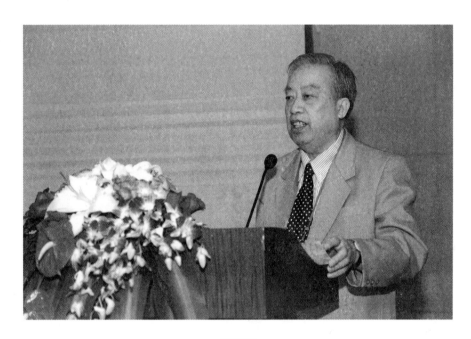

杨炳忻

十五、古老的未来

作者：**杨炳忻**（*中国科学院大学教授。曾长期在中国科学技术大学近代物理系，从事核与粒子物理领域的实验研究与教学工作。1999 年起任中国香山科学会议组委会常务副主任，主持论坛学术组织工作*）

我原来是在中国科技大学做核物理研究的，是以实验研究为主，我的发言题目是《中西医学是两种不同知识体系的医学》。因为我是搞实验研究的，所以我会把结论放在第一句。

1. 临床疗效是医学唯一评价标准

疗效是评价医学优劣的唯一标准，也是该医学存在的必要条件。中华五千年，中医今天之所以还存在，我们还在为之努力，是因为它有疗效，它更有特有的长处，如"上工治未病"，这里面不是"末病"，是"未病"，它有治疗慢病、疑难杂症、癌症等方面的优势。

有史以来，人类认识客观世界的观点、方法大致分为两类：一类是整体论，用系统的综合集成方法研究认识事物；另一类为还原论，采用分析的方法研究认识世界。

总体上来说，今天人类所拥有的知识大致也有两类：一类是用分析手段获得的现代科学（Science）知识，这是很严格的"科学"两个字。中国人把这两个字异义化、歧义化，无限地扩大，搞成了今天的"科学"这两个字，概念不清、混淆了，另一类是整体系统的知识。

众所周知，现代西方工业革命促进了现代技术的快速发展，导致了以还原论为基础的现代科学的加速发展，进而又推动高技术与产业的蓬勃发展，为人类物质生活水平的提高和物质财富的积聚做出了巨大贡献。所以还原论为基础的现代科学成为现代人们的崇尚至尊，现代科学自然成了现代知识的强势。相对来说，整体论的知识自然成为现代知识的弱势。但与很少有人懂得现代科学知识的弱点与缺陷一样，很少有人清楚整体论知识的长处与优势。

古代中国既有整体论，也有还原论。因为太长时期的封建农耕社会而失去了工业革命在中国诞生的机会，这常常使国人为此感到痛惜。但大多数国人忽视的是，我们长时期的农耕社会却孕育了以整体论为核心的中华文化，典型代表就是以阴阳五行为基础的中医理论。

从系统的结构来看，客观世界中存在的系统大致可分为简单系统、简单巨系统、复杂系统、复杂巨系统和开放的复杂巨系统等类别。

就当今科技而言，以还原论分析方法为基础发展起来的现代科学，还只能够认识简单系统与复杂系统，而且对复杂系统的认识也还不透彻，当然还没有能力弄清楚复杂巨系统，更没有掌握开放的复杂巨系统。我们周围熟悉的地理环境系统、社会系统、生命系统等都是属于开放的复杂巨系统。

显然，这类系统的结构十分复杂，就整体功能而言是不可拆分的，而且这类系统的功能状态都是随其内部、外部因素的作用而动态变化的。我们不仅关心这类系统的结构，更关心的是这类系统的功能状态特性。

到目前为止，人类对这类系统特点的认识还不能从定量上确定，主要是从整体上去定性把握。有效的途径是采用综合集成方法从定性向定量逐步发展。

对这类系统（常有人称之为黑箱）功能状态的特征描述具有模糊性与抽

象性，有些方面甚至很难用言语表达，哲学上常称之为意会知识，这是由它的性质所决定。尽管人们期望要定量认识它，但今天人类对它还做不到定量表述，这就是当今科学之现状。

还原论分析方法在自然科学领域中取得了很大成功，但它有局限性。还原论方法是把所研究的对象分解成部分，对部分展开深入研究，以为把部分研究清楚了，整体也就清楚了。如果部分还研究不清楚，再继续分解下去进行研究，直到弄清楚为止，这是它的优势方面。但它从下往上回不过来，回答不了高层次和整体的问题，这就是它的不足方面。它处理不了系统整体性问题，特别是开放复杂的巨系统的整体性问题。如今天对生物在分子层次上了解得越多，对生物整体反而认识得越模糊。

2. 整体论与开放的复杂巨系统

人是一个开放复杂的巨系统。今天人们是怎么看待有生命的？怎么看待生活在大自然条件下与社会环境之中的自己？

这虽然看似最为简明不过的问题，但事实上是个很不简单的问题，而且还是当今世界的难题，也是我们认清西医、中医的关键问题。

人与自然、社会环境等系统是时刻相关联、相互作用的，是开放的。大家都知道，我们人离不开生活在其中的大自然，也离不开生活在其中的社会环境。这就是天人合一的整体观。

因此，整体论者认为，仅用还原论分析方法是认识不了生命体本质的，对生命体的认识只有用整体系统论的方法才能认识清楚，而且只有将生命体看成是开放的复杂巨系统，方能把握其整体功能特性。

我们都知道，人体自身不仅是不可分割的整体，而且机体的各部分是相互关联、相互依存、相互协调与相互制约的，有机地构成了一个功能系统。把人与外界隔绝开，那是实验室的理想条件，看到的不是真正客观存在的人。把人体的某部分分割开来研究，把这部分研究得再清楚，也不代表这部分在生命肌体整体中真正的实际功能。因此，仅用还原分析的方法是解决不了生命人体问题的，道理就在于此。道理虽然十分简单、明了，但强势与偏见、习惯与误解，往往使人丧失常识。

到今天，人们终于认识到了心理、社会、环境等因素都会影响生命体本身，也知道了生命体的复杂性决定了医学的复杂性，终于清楚了仅靠还原论方法是解决不了生命健康问题等这些道理。

而中医在几千年前就具有了"天人合一"的理念和"天地人相参""天人相应"的认识，就已经用"整体观""动态观"和"辩证观"看待人整体功能系统了。事实上，中医从开始就已经把人看成为是一个开放的复杂巨系统了，只是没有用今天的现代科学语言来表述罢了。

西方科学家早已在科学研究中发现了还原分析方法的局限性，意识到了需要加强整体系统方法学的重要性。20世纪80年代西方兴起了复杂性研究，20世纪末西方曾有人预言，说21世纪将是东方文化引领世界的世纪，其意是指整体论在21世纪中将发挥极其重要作用。今天，基因组学、蛋白质组学、系统生物学等整体性的新概念，不断在生物医学界的出现，就已经十分清楚地标志着现代科学界、国际生物医学界的方法学的革命性转折已经开始了。

今天中国科技界越来越多的学者也已开始认识到，如2004年9月，中国工程院院士顾建人先生在上海召开的"抗原表位组学、抗体组学和抗体组药物"的香山科学会议上说，细菌病毒无时无处不在，为什么有人得癌症，有人不得癌症？怎么看待、怎么解释这些问题？恐怕要学学中医的整体观的理论。

2005 年 5 月，中国科学院院士韩启德先生在北京召开的"生物、医学中的复杂性问题"香山会议上讲，大部分人都以为只要基因测序工作结束后，生命科学的许多问题都可得到回答了。但今天的事实并非如此。对于复杂事物的处理，有个词叫作"纲举目张"。今天我们面对海量的基因分析数据，今后的研究工作怎么做？纲在哪里都找不到了。因此请大家来研讨生物、医学中的复杂性问题，找找今后研究工作的方向。

中华文化的优势就在以整体认识论获得的各个领域的丰富知识而集成的中华民族知识宝库，其典型代表就是中医学，是我们的祖先留给我们后代的，汇聚了民族智慧的医学财富。

但当人们还不了解还原分析方法的局限性和现代科学的相对真理性时，还不认识整体系统方法的长处和优势时，特别是当今世界现代科学的强势全方位地统治着所有领域时，人们很难透过现象看得清古老的中医学闪烁着人类智慧的光芒。

3. 共性、个性与中医评价体系

从现代科学的角度来看，当今世界上知道系统科学者甚少，懂得复杂系统科学者更少，了解开放复杂的巨系统知识者少之又少，而我们有生命之人恰好是一个开放的复杂巨系统。

今天，开放的复杂巨系统是世界科学界正开始努力探索的科学前沿，人类离真正掌握开放的复杂巨系统的全部知识还有相当之距离。因此就当前而言，即使中医理论能够被阐释成现代科学语言，绝大部分人还是不会理解、懂得中医理论，因为今天的人尚未掌握开放的复杂巨系统的全部知识。

西医是看人之病。借用仪器、理化手段获取信息以确诊病种，然后以化学药物消灭细菌、病毒为最终目标。西医的药—病是对应的，西医关注的是病，视同种疾病患者为同质的群体。因此，西医学以现代科学为基础建立起了符合它自身规律的一整套评价体系、方法、标准等，如 RCT，他用统计学"随机双盲大样本"做标准是完全正确的。

中医与西医不一样，中医看"病"，实际上是看人，用望闻问切手段观察人这个系统的功能状态，获取其状态信息，即证候。再根据理论，辨证论治，给予方药与手段，以调理这个系统，使其逐步回到平衡状态，即最佳功能状态。这是一个动态变化的过程。一个好中医的处方是随症候变化而变化的，即使是患有同种病的两人，给出的处方是有区别的。因为这两个系统状态是不一样的。中医的特点和优势就是个体化诊疗！

中医学和西医学原本就是两类不同的学问，属于两类不同的知识体系，对病人的诊疗过程环节，两者无可比性，唯一可比的是临床终极疗效。因而其评价体系，评价方法、手段和标准也各不一样，各有适合于自己的一套。

事实上，关于系统生物学与个性化诊疗的评价方法和标准问题，是当今生物医学界正在探索的前沿课题（2006 年，《未来医学杂志》，以美国科学家牵头，欧洲的整个比较大的 group 是研究系统生物学的，他们发表的题为 Metabolomics-based systems biology and personalized medicine：moving towards n＝1 clinicaltrials?）其结果认为，在系统生物学的层面上，最后临床的样本量，n＝1 表明西方人从下往上探索已经开始。

看了这个文章，我整夜没睡着，很兴奋，这样的事情是外国科学家发现的，我们中国中西医界没有去讨论，是什么样的原因导致这样的结果呢，原因就是我们不自信。

4.关于中医现代化

80年代以来，中医界存在有两大科学命题：

（1）中医学的科学内涵是什么？

（2）中医学的自身发展规律是什么？

30多年过去了，中医界至今没有给出清楚的回答；中国学术界（当然包括中国自然科学、西医学）没有能够回答清楚。这两个命题成了中医的两大难题，当然也是世界的难题。

为什么？难道炎黄子孙们都智商低下？不是的。道理很简单，因为中医与西医本来就是属于两类完全不同知识体系的医学，即天人合一的整体论知识体系与还原论的科学知识体系。

它们今天互相不通，互相不融，将来何时能互相融通？

谁也不知道。即使是当代科学的最前沿知识——开放复杂的巨系统知识，是自然科学中最贴近于整体论中医学的现代科学的前沿，也无法使中、西医学互相融通。

中医要现代化，是时代发展的需求，也是中医自身发展的必然。关键的问题是怎么现代化，现代化选择走什么道路的问题。中医西化之路走不通，走上此道最终丢失的将是中医特有的临床疗效。

实际上，中医的理论基础——阴阳五行理论，是源于我国古天文学的伟大成果"十月太阳历"，它揭示的是太阳、地球相对运动产生的永恒不变的客观规律。这些永恒不变的规律，我们中华先贤称之为道。每个生命时时刻刻处都在天地之间，岂能不服从于阴阳五行这一基本规律？！

当前，现代科学还无法理解和认识阴阳五行理论。现代医学研究人体是不考虑天，也不考虑地的。我们必须认识到：只要太阳还存在，地球不毁灭，天、地、人之间的关系就不变，那么以阴阳五行为核心的中医基础理论将常青。

中医在新时代要发展、要创新，首要的是要清楚能够发展什么，能够创新什么。在基础理论方面，如在阴阳五行理论等经典大道方面，恐怕主要是传承。而在高新技术日新月异的今天，倒是大有空间去发展中医之术，去创新符合中医临床的有用之术，即去研发能体现中医整体性、功能性、连续性并且适合于个性化特点的检测仪器、设备。能够体现中医特色的检测仪器、设备在原创创新和集成创新这两方面都大有空间，大有作为。

临床上只要能真正获得体现人体证候的功能状态信息，就能大幅提高临床疗效。理论的传承与技术的创新这两方面工作的重要性可称之为"车之两轮，鸟之两翼"。什么时候做好了，中医就可现代化了，能够振兴了。

总而言之，近百年来，中、西医之争论，从根本上讲，都是对两种不同知识体系和不同科学方法论的争论。

（原演讲题目是《中西医学是两种不同知识体系的医学》）

第二部分

讨 论

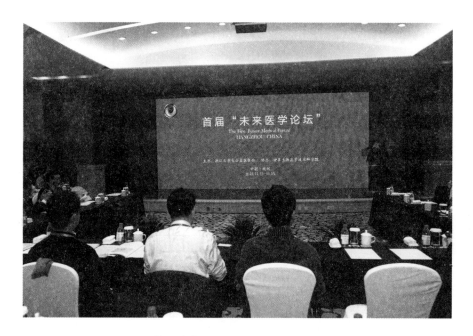

首届未来医学论坛讨论现场之一

讨论一：未来医学，首先要解决方向问题

1. 是否会出现第三种医学？

C：今天上午，我听这几位学者讲，未来医学的核心问题就是中西医融合问题，我有一点不同的见解。

我觉得中西医，通过各自的研究，有可能达成越来越多的共识。这些共识是认识世界、认识人体、认识生命、认识健康和疾病的途径，但是并不是因为有了这些共识，我们在技术、路线、方法上就一定要合二为一。我觉得今后在医学方面，应该是多元化的一种发展方式、模式和方向。

在任何一个领域，不管是自然科学，还是社会科学，真正能够做到中西汇通的是极少数人。就连艺术领域，真正能够做到汇通的人也是极少数。所以，我们在谈论中西医结合成就的时候，千万不要误导广大从业人员（尤其是中青年医生）都来搞中西医结合，我觉得那样是对从医者本身职业生涯规划的一个误导。而且，对于患者的生命健康、医疗水平的保障，也是一种不正确的做法。我做过八年中医药国情调研，这是我非常担心的一个问题。

L：我觉得，任何事物的发展都是有规律的，而这个规律就是老子在《道德经》里讲到的"一生二,二生三,三生万物"。这是个不变的规律。任何事

物的发展有一肯定有二，有二就会有三，三就会发生新的一些东西的存在。同样它不是不变了，它还会变。一生二，二生三，再生万物。我觉得这始终是事物发展的必然规律。那么按这样的规律来看的话，有中医、有西医，就会有第三种医学，新的医学会出现。但是任何事物的发展当中，之所以能够融合、能够结合，关键是各自能把各自的优势展示出来。从能够展示的基础上，才能最好地结合，而不是说，一合并，把它就吃掉了。最好的结合应该是优势互补的结合，这样才让事物真正地往下发展。就像人类一样，父母的基因结合在一块儿，才有了三，才有了你这个新生的生命。这两个结合就把最优势的东西保留下来了。所以我想，未来的医学肯定也会符合事物发展的这个必然规律。

2. 中医的灵魂是什么？

L：今天我们讨论未来医学这个主题，目标比较明确，即要提高健康水平。所以我想有几个问题应该注意：

第一，就是关于兼容并蓄。我觉得是把它最好的部分、最精华的部分，尤其是在理念上兼容并蓄。不应该简单把某一种传统的，哪怕是以非常现代的方法简单来应用，就叫作兼容并蓄。否则，就会无形中增加资源的浪费和费用的提高。比如说，本来这个病用西医治疗就可以了，我们现在非得搞一个中医的东西进去，中西医两道同时上，结果就是资源的浪费。反过来说，有的东西本身，其实中医现在已经能解决问题了。我们在为了所谓的发展，硬去研究的一个东西，结果导致了资源浪费。

我们试图用现代的语言来诠释中医的时候，要避免用一些非常传统的语言，就好像现在很多人讲中医，就要穿上长衫马褂，或者用一些非常现代的语言来描述中医。本来你是想让人家听得明白中医是什么，结果用了一些新东西，反而更多人不懂了。本来中医人就搞不太明白这个东西，西医人也不太明白，现在又为了让大家明白，你反而把这个挺时髦的东西引进来，最后连中医人也搞不明白了，西医人还是搞不明白的。我觉得这也是大家应该避免的一个问题。

我们讲中医的现代化，有一种误区就是认为中西医好像是医学发展两个不同阶段，这是错的。它是两个完全不同的体系。所以我们就想，这就涉及现代医学的发展，其实现代医学也不等于西医，中医走固有的轨迹。如果中医完全是为了符合现代，我觉得很难受。我经常把中医比喻成乌龟，把西医比喻成兔子。乌龟和兔子是不一样的，你非得要把两个弄成跑得一样快，会出问题。

第二，我觉得中医的灵魂，应该是它的整体观念。我们之前大家讲了很多，就是还原论的局限性。其实这个整体观念，不仅仅是一个结构和空间上的整体，不仅仅是天人合一，不仅仅是局部和全身、外部和内部的统一，其实还是结构和功能的统一，结构和空间、时间的统一。所以，它一直关注的是生命的延续过程。不管是讲未病、已病、愈病，或者是说从临床前到临床后，实际上中医的整体观念，关注的是整个过程，也包括整个疾病发生、发展的过程。所以，我们现在已经提了很多可能，其实这些东西从我们的传统来讲，它就是一个整体观念，一个在不同领域的应用。

3. 未来医学的重点应该是健康，而不是治病

Y：我认为，未来医学的重点应该是健康医学。跟现在医学不同在什么地方呢？现在医学的重点是治病。

我是中山医科大学的，从老师开始教我们的时候，就教解剖、症状、治疗、手术，学下来，脑子里边装的全是病。毕业以后，当了三四年神经内科医生，整天看的还是病。从医院的一个病房，现在换了十个病房。从医院的几千万的收入，到现在六十亿的收入。怎么病人越治越多啊？如果从做生意来讲，肯定是好事。但如果从当医生的来讲，这不是一个正常现象。脑子发病的人数，比例在增加，现在每年中国人还是以 8% 速度在瘫痪、在往下倒。现在一个县医院，四五十万人口，两个神经科的病人都放不下，也就是说，我的神经内科一直是不称职的。那么追根到底是什么呢？还是医疗体系的问题。现在中医大学、西医大学都是教你是以看病为目的，教你出来是医生。

可能的话，要把未来医学的目的、培养人员的目标确定下来。那我们再找找现在医学培养存在的弊端，就在西医的大学里边，在学科定位上，就说临床医学是一个一级学科，公共卫生又是一个一级学科，从课程设置上治病就是治病，搞疾病预防的，就搞预防。

这种情况导致了现在慢病成了中国目前影响最大的一个病，结果我们去搞慢病控制，把慢病控制的体系发展 CPC 系统，也就是说，各省、市，都预防搞慢病。结果他们到病人那儿搞预防慢病，病人不买他的账。说你说话根本不算数，说你今天给我预防，明天我瘫痪了，不认他账，你反复又不行。所以，我的建议可以在未来医学，要从医学体系上进行改革。就说我们从健康做起，从一开始课程设置，就把健康设置成一级学科，把治病、预防都放在这体系之下。

4. 方向比速度更重要

G：面向未来，意味着我们要找到方向。我们要逐步达成共识，这个方向非常重要。智者就是定方向，这是最重要的，刚才尹教授提出的观点我非常赞同。其实全世界都在思考这个问题，不分中西医。

未来的医学到底是什么？我想，比较明确的就是健康医学。中国受到所谓的西医的影响，我们过去的这三十多年，投入了太多的资源，以疾病为中心构建了现在这样一个体系，结果呢？解决问题了吗？如果再延续这条路走下去，问题会减轻吗？不会！只会越来越重。这个趋势摆在这儿。所以，我们这段时间一直在思考。我也是西医背景，临床医学的背景，现在到了中医药大学工作了。我在过去 10 年，构建我领导的这个学科的时候，就一直在思考。

一百年以前我们没有西医，我们都是靠中医传承的。中华民族繁衍到今天，中医当然起了非常大的作用，这是不可否认的。但是我们不得不承认今天中国的现实，西医体系是非常强大的。那么，西医在一百年的发展过程中，为什么如此强大？我觉得值得去思考。中医面对这么大的挑战，关键就是我们要面向未来。我是学临床医学的，我非常坚定地认为，中国未来要构建中国特色这个模式，我相信中医要起重要作用。如果我们抛弃了中医，我相信解决不了中国的问题。

最起码我们看面向这五十年，甚至一百年，我认为我们是肯定要耗费巨大的资源的投入，但是我们得出的结果却微乎其微。我们做这方面的研究非常多。我觉得可能是用一个很简单的比喻就是，我们现在越来越感觉到，所谓西医在生物医学模式的作用是显而易见的。就是它的所谓的精准打击，它的单因单果，从传染源到传播途径到易感人群的每一个环节，依托实验科学的，这个是非常有益的。而且它借助现代工业化大生产的这个系统，是有组织的、大规模的、批量的效应，它是充分地显现出来的。他们投入一个药的研发，可以花十亿、二十亿美金，但是一定要收回数倍，甚至几十倍的收入，这个是一个很大的差距。所以我觉得要上升到哲学层面，观察这两个医学的体系，我认为基础是不一样的。今天刘德培院士也提到，西医的科学哲学体系是原子论和还原论，而中医，我现在总结是整体论和系统论。在方法学上，西医是非常强调实验科学和精准化。而中医呢？我觉得应该是辩证式和个性化、个体化。

我觉得现在要从哲学层面和方法学层面去找，另外就是面向未来。我们如果坚持以疾病为中心，继续沿着这条路走下去，不断地追求高、精、尖，不断地配置资源，加大资源的投入，我相信这条路肯定是绝路，对我们来说是绝路。我们负担不起，特别是中国要面对人口老龄化和现在慢性病持续上升的这个压力。

生物医学西医尽管发挥了很大作用，但是现在全世界，包括西方也在研究，面对慢性病，它的一个很重要的特点是多因多果。感染性疾病是单因单果，所以它的精准打击是非常有效的。而慢性病是多因多果，是一个非常复杂的系统。我觉得用一种技术方法，从某一个点的突破，就想解决这么复杂的这个问题，可能还需要深入思考。

总的来说，我觉得未来医学关键要解决方向问题。方向比速度更重要。如果方向都错了，速度越快，越麻烦。现在中国的临床医疗速度发展是非常快的。我们在某一些专科建设上，可以说它的临床技术水平已经达到世界一流了，它的技术配备也是世界一流。但是它的结果怎么样呢？所以我觉得方向比速度更重要。

5. "健康中国"如何行动？

L：刚才郭教授说的，也很关键。咱们目前在医学领域非常重大的一个讨论，就是医学的目标到底是什么？医学模式到底怎么变化？我们从现在得出来的初步结论，可以看到，这个都可能逐步达成共识。医学的目的不是以疾病治愈为目的，而是一种健康保障，以健康促进为目的的。那么什么是好的医学，咱们未来的医学是什么？我觉得可能就是使人活得更久一些，使人少得病一些，使人得小病一些。那么什么样的医生是未来的好医生呢？就是使人不得病的医生。这个，大家都是有共识的。

那怎么让人不得病？怎么让人得小病？中医和西医方法不一样，各有各的优势。比方说西医吧，它主要在预防方面，是病为核心的，所以它是针对高危因素的控制来展开，这点也是很有效的。今年年初的时候发表了一篇文章，里面专门研究这个问题，用了几百万人的一个数据，来说明肿瘤和原来所谓的高危因素到底是什么关系。高危因素有抽烟啊，还有很多。最后得出来的是什么结论呢？他们认为肿瘤的突变、基因突变和这些高危因素没有直接的内在关系。而最主要的关系是什么，很可能跟环境，跟他当时的一些具体的变化（比方说心情啊）有关系。所以这个针对高危因素的疾病控制也提出了巨大的挑战。

但对中医来说的话，我们不是讲究高危因素的控制，而讲究的是养生，讲究的是延年益寿。但我们这个针对，而且咱们这种研究，理念很好，怎么让它实现，变成一套行之有效的方法，也是值得我们去好好总结的。就这东西思路很好，但怎么能把它贯彻到实际生活当中去，让它取得效果，这也是我们的一个挑战。所以我觉得未来的医学目的这一点，大家现在越来越清楚了。

最近我在参与国家几件事。第一件是咱们在做重大研发计划。这次重大研发计划，最后的目标给它定位在更大疾病的防止和治愈率。我也是作为这个项目的主要建议书的起草专家。现在达到最后一轮了，我估计今年肯定能启动，在今年年底以前，我估计招标指南肯定会出来，但这里边有一个很大的问题，就是治未病。当然有些人反对，他说治未病，指标是什么？将来拿什么来考核？所以我觉得类似这些问题，是咱们要解决的问题。就是我们看那个高危因素控制，很清楚，控烟，控饮食，什么活动，它很敏感。但是要中医治未病，你控什么？你这边到底怎么做？所以，可能也是要很好地组建一下。大家可以在未来，我觉得这点共识好像都有，就觉得未来就是应该不得病嘛，这可能是最好的。但怎么能实现这点，可能需要我们要去很好地去讨论这些问题。

另一方面，我最近也在参与国家正在编制的"十二五"医药卫生规划。这次规划主要的题目就是"健康中国"。咱们这次两种方式，一个由卫计委牵头搞一个官方的健康中国的方案。另外一方面由陈部长，他们牵头搞一个民间的方案，这两个对接起来。我们就参与这个"健康中国"方案的起草，但到底怎么做？怎么去拿出来我们具体的行动？可测量的、可实施的东西，很多值得我们去讨论的。所以我觉得在这点上，大家可以提出更多一些建议。因为这些东西马上都要出台，怎么出台，出台后是个什么结果？这可能也需要我们大家集思广益。

6. 未来医学应该是"供得起"的医学

C：在座的都是搞医的，我是搞健康管理的。刚才刘保延院长是从国家宏观角度来谈，我从健康保健和社会积极发展的角度谈谈未来医学。什么叫未来医学？实际我们都是从过去、现在到未来在思考和实践，用一种什么方法来解决全球的老百姓，不光是中国的，全球的老百姓的健康问题。我想从两个方面做点补充：

一是，我们的未来医学应该是让人们能享受这个健康保障供得起的医学。不能像现在这样，医药费越来越贵，越来越贵，供不起。未来医学如果按照现在的模式发展下去，越来越供不起了，就是没有人能够享受这种医疗服务了。其实医学、医疗服务是一种服务形态东西。它一定是有受众，受众就是大众，大众花不起钱，就是即便是有病，或者是有了症状，或者是想养生，健康人群想养生，都供不起。我觉得从宏观角度、从积极发展的角度来考虑。一个是我们探讨供得起的医学，这是一个角度。

二就是从咱们医学专业的角度。其实中医、西医这种划分实际上也就是近一百多年的事。以前中国没有西医，我原来举过例子，说西医，大量的西药都是用小白鼠做实验，什么时候都是小白鼠点头了，这个药才可能用到临床上去。从来没有中医开中药的时候，无论是按照这个组方，配出这个方先让狗吃完了再给人吃吧，而是直接就给人吃的。所谓的中医，就是民族医学，包括叫传统医学，包括藏医、苗医，实际上我觉得他们的原始根本都是中医。这样分下来，最近我有本书，关于大医疗体系这本书正在写。就是叫《医分三治》。我认为医分三治，咱们《内经》上讲叫上医、中医、下医，上医治未病。从这个层面讲，中医是一种文化。

中医还是一种哲学，是一种文化形态，是跟中国传统的道、儒、佛是密切相关的。比如说中医叫调理，西医叫干预。它是以调和为主点，它是中庸论，是调和之学。西医是攻伐之学，有病毒发病毒啊。那么我说的上医是什么呢？就是今天翻文献、翻古典，还是找老祖宗原来阐述的，比如说《黄帝内经》里阐述的东西。那时候人的智慧比我们要有智慧，今天我们反过头来，用各种各样的方法来研究古人的智慧。所以今天我们未来医学会议应该是一个追寻大智慧、创立人民好生活的会，这样把"三治医学"全部整合在一起来解决供得起的医学。

　　我们最近也在做国家"十二五"科技职能计划中医治未病保健规范标准。我当时就提出，用系统思维的方法，因为人是一个复杂的、非线性的巨系统。我老是说上天造人的时候，造得很精致，到今天我们自己解读不了自己。人是一个非线性、复杂的巨系统。所以一定是用一种整合形态，把各种各样的科技资源，传统的也好，现在的也好，我们现在正在研究的，把它整合在一起，是一种思维方法，加上现代测量技术来解决未来可供得起的医学问题。我觉得站在这样一个角度来思考我们这个论坛、这个未来医学，这个角度可能就是从宏观和微观的角度都解决问题了。

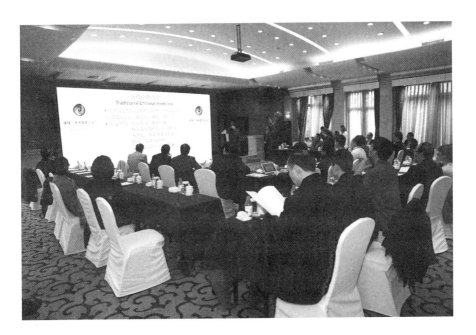

首届未来医学论坛讨论现场之二

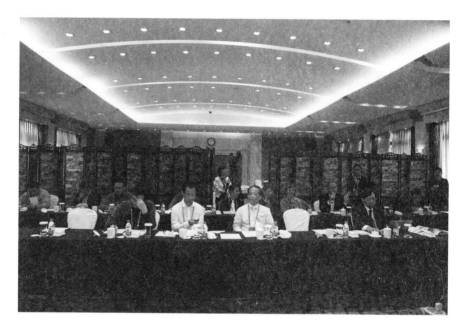

首届未来医学论坛讨论现场之三

讨论二：帮助人类走出"无效的医疗"

1. 内在的方向更重要

Z：其实今天下午的报告我深受启发，特别是胡孚琛教授的那个报告，还有盖教授的报告。今天下午我也跟学者探讨一个问题，就是咱们这次未来医学论坛的一个主题：未来医学的方向在哪里？刚才尹岭教授也谈了气象医学，他研究外在环境对生命的影响。他也提出了未来应该是健康的管理，我觉得这些都是非常好的理念。但是我提醒大家千万不要忽略了未来医学的另外一个方向，我认为是内在的方向。

这是非常重要的。我觉得我宁愿称其为生命管理系统，而不是健康管理。那么未来医学的方向为什么要关注内在呢？其实，这是非常重要的基本方向，我们探索生命的内在规律，去尝试各种可能性，然后去开启生命的最大极限。我觉得这个内在可能是非常重要的。所以这是一个值得我们去探讨的问题。因为我的专业是搞针灸的，那么我是用非常细的针作为一种手段，按照我的解读，按照我所理解的丹道系统，这个修炼系统给我的启发、给我定的这个参照系，以这种规律为指导，去一一探讨身体的各种可能性。其实这个方向是值得我们探讨的。我跟胡教授的接触，其实源于我给他看病，他原来是特发性震颤，手抖得严重，就是不能写字，很抖。现在还有轻微的，原来拿筷子也拿不动，因为我用了一年的时间，一个月或者两个月去趟北京，给他针灸一两次，一年可能也就差不多二十次左右，他感觉非常满意。在这个过程中，我接受了他的一些教导。胡教授对丹道医学，对丹道法诀，都有深入研究，30多年来采集了大量的民间丹道秘诀，我在他这里得到很多，这对我的专业有非常大的影响。我觉得这个方向可能也是值得我们探讨的方向，就是说，当我们在外去寻药的时候，其实我们内在有一种药，那么我们读懂了身体的这种逻辑以后，我们有没有一种手段，通过针灸这种遵循身体逻辑的手段，然后让身体产生改变？我的研究结果表明，这是非常可行的一个方向。

我再作一个补充，我刚才那个讲座没有完全讲明白这一点，课下有人问过我。我们用这个手段，按照丹道修炼的体系去对身体做了些探索，我们认为可行甚至存在无限的可能性。比如说我上次那个炼己针法，炼己是丹道修炼的第一步。让你一个人内心清净，然后才可以轻装上阵。那么通过一个非常微细的针，0.12毫米的一根针，在病人身体上可能没有感觉，但是医生用特定的一些手法操作以后，会把很多内心问题给你解决掉。我们追寻到，很多内心疾病往往是特定的性格特征引起的，而我们性格的养成往往取决于我们童年成长过程中的一些创伤引起来的。一个几十岁的人，从小性格就有问题，有没有可能通过针灸的手段，去慢慢地释放掉这些深层的负面情绪，然后变成一个内心平静而喜悦的人？经由我们的探讨，我认为这是一个值得研究的方向。大量的观察证明了这一点，特别是我发现一些癌症的病人，譬如一个70岁的病人，他从小就焦虑、强迫，针灸后慢慢就改变了。另外一个，我最后讲到一个所谓辟谷的问题，通过针灸去达成了这样一个状态。我们发现在这个过程中，出现了非常大的改变。我们曾经用这种方法探索了一些肿瘤病人的治疗，就用针灸，没有用任何的药，完全是用针灸的方法，去开启了这个状态，在这个状态下，身体出现了很大的修复能力。这是一个非常值得我们探讨的方向，甚至我说这个方法完全只是演绎了丹道修炼的一个过程而已。我们按照它的原理去演绎了它，达成了这个状态。我觉得这都是一些值得我们探讨的方向。

我再讲一个国内比较有名的演员，我给她针灸辟谷，做了五天的时间。第三天的时候，我在她腹部扎了一针，她的双下巴没有了，就在前后几秒钟的时间内，她觉得这太不可思议了，为什么？这就是身体有这样一种潜在的可能性，我们只不过是通过针灸这样一种手段，把这种可能性变成了现实。所以我觉得未来医学走向何方，千万不要忽略了我们内在的这个方向。

2. 相信人的自我修复能力

D：我想讲两句，下午郭清教授、尹岭教授讲的给我很多启发，包括左老师，还有盖教授。尤其是对于数据，最主要是郭老师提出了一个问题，方向问题，就是方向比速度重要。我们为什么叫未来医学会议，就是说你先看远方，再回来看眼前，这方向就很容易看。如果不是这样的话，其实未来是不存在的，我们现在讨论的所有未来都是基于现在的一个猜想和妄念。但是你必须看到远方的时候，你才看得比较清楚。

我下午就在想，其实我们从来没有想过治理河水、治理森林，除非人为的环境污染，我们才会治理。否则，从来没有听说过谁要治理。比如说谁也没有去治理太阳，对吧。为什么？如果一个森林，或者一片山坡，你几十年不管它，它一定会长得非常好。野生的动物都很漂亮，都是毛色光亮的、眼睛都非常明亮，只有我们人为搞的东西才会混乱。所以，我现在在想是不是我们医学参与太多了，而不是太少了。如果这些医疗的东西少了，可能健康未必比现在更差，比如说道家的辟谷，像左教授说的，其实你就是什么都没干。我相信一点，只要太阳系存在，我们行星没有大的变化的话，人的自我修复能力就非常强。就是说，只要我们大环境不变，引力系统不变的话，遵循道家，"人法地，地法天"，你的自我修复能力就非常强，因为在道家的典籍里，或者说我们看的很多的书里面，有非常多的病，这些病原来的治疗方法就是用手点一下，或者扎一针，就完全可以搞好。那就是识别系统的问题，或者说更多地借助了他自身系统创造的那种平衡能力。所以说，如果我们的诊断系统和我们这种施治系统更多地利用环境的自我修复能力，那无论是医疗的成本，还是我们今天下午讨论的所有问题，其实都可以解决。所以谈到现在，我倒是觉得这个事一点都不悲观。其实是大家的想法给我的一些启发。

　　Y：我同意杜先生的观点，我觉得现在是过度诊断、过度治疗，不是有一点，而是很大程度的。现在估计中国的医疗诊断和治疗中至少1/4，甚至有的人说1/3，都是过度诊断、过度治疗。当然，我不说多少，我从我自己的体会看，我是一个内科医生，我是看病的。20年前，外地病人到301看病，是来做检查的。现在到301看病，他们是拿了一堆检查，让你来看，到底有没有病症、有没有错误诊断。甚至因为有了CT，有了核磁，尤其是有核磁以后，50岁以上的人做脑部核磁共振，完全正常的没几个。但是我们现在医学影像看了黑点就是脑梗塞，一说脑梗塞，就让人输液，结果给病人造成了相当大的心理负担。而且上个星期，我出专家门诊，一个病人实际上就有点头晕，在当地就做了核磁了，诊断了。尤其是现在脑梗塞都改成脑梗死，说为了统一名称改成脑梗死。那老太太一听要死了，可吓得够呛。反复在当地治，完了又去天坛医院看了，天坛医院那医生一看，开了大量的药，病人根本没有瘫痪，就是有点头晕，就是核磁共振有几个黑点。结果又到我们医院看，老太太说记忆力下降了，结果又给她开了将近一个月的药，这就花了五六千块钱出去了，病人回家又想，等我吃完了药，到底该怎么办呢？就再往别的医院去看。这种现象相当普遍。所以我的建议是把过度诊断、过度治疗跟健康政策影响作为一个研究内容。

3 未来的医学，整体论是主导

W：我是国家癌症中心与中国医学科学院肿瘤医院肝胆外科医生，谈谈自己的观点。

我认为中西医是两个医学体系，既不可以互相代替，也不可能互相否定。不仅是需要联合，而且我认为将来两者会越走越亲近，因为它们有一个共同的目标——疾病的防治。医疗工作不仅要诊治疾病，而且要预防疾病，这一点中西医已经形成共识。为什么会越走越亲近呢？因为中西医学的理论基础不一致，哲学思想也不尽相同。所以在医疗研究工作中需要互相取长补短，互相促进。

目前我们正在进行国家"十二五"科技重大专项——中药联合介入治疗预防肝癌术后早期复发的临床研究，项目负责人是吴孟超院士，我作为该课题的首席科学家之一，积极组织实施工作。因为这是一项以中医药为主的中西医协同防治肝癌的临床应用研究，而实施医疗机构又主要是由全国各地十余家西医三甲医院组成，所以研究工作开展初期主持者需要投入大量的时间和精力，去组织参加研究的中西医务人员共同学习有关的中西医理论知识和发挥中西医优势互补的重要作用。因此，才实现了统一思想认识，规范科研方法，增强研究动力。

未来医学必将以中医的整体论、辨证观为主导思想。虽说中西医均认为癌症是全身性疾病的局部表现，但西医注重实验科学、精准化诊治，而中医则更强调辨证论治、个体化医疗。癌症是常见病，但绝大多数无具体明确的病因，机体与自然环境的不协调以及机体内在系统之间的相互作用紊乱，就会导致疾病，这也是中西医的共识。因此，防止癌症不仅要消除可视的肿瘤，更要注重扶正保护机体的免疫功能，维护患者的内在平衡，以及保持良好的心理状态。否则，去除癌块后依然容易复发、转移。2016 年 5 月我作为执行主席之一主持召开了以"发挥中西医优势治疗原发性肝癌"为主题的 461 次香山科学会议。在会上对于中西医互补我提倡"四个基本原则"：（1）平等原则（中、西医药同等重要，是联合、互补的前提）；（2）中心原则（以人为本，治病救命，是联合、互补的基础）；（3）早期原则（二级预防、早用中医，是联合互补的重点）；（4）全程原则（不同病期、主辅有别，是联合、互补的优势）。在我国，肝癌是常见、多发、恶性度高的肿瘤，容易侵犯脉管系统，即使 < 2cm 的微小肝癌也常在患者的体循环中检测出游离癌细胞。虽然肝癌根治性切除术后复发率很高（5 年复发率可高达 70%），但是大约 90% 的复发转移都发生在肝内，这就提示在抗击癌瘤的同时一定要尽可能多地保存有功能的肝组织，维护好宿主机体的免疫功能，所以我们强调在多学科整合医疗前提下的个体化治疗。

微创与扶正治疗是提高癌症治愈率的关键。对组织脏器的最小创伤就是对机体的最大保护，维护好机体内在系统的有机协调和平衡是提高癌症患者治愈率和生活质量的前提条件。为此，我们特别强调精准外科与中医扶正的协同治疗。就以中央型肝癌的治疗为例，因为对中央型肝癌治疗方法的认识与探索，代表了肝癌西医治疗的发展历程，我们的肝胆肿瘤研究团队近 10 年来，在上述诊疗理念的主导下，对中央型肝细胞癌实施以手术为主的综合治疗，不仅切除率达到 100%，无围手术期死亡，而且将 ≤ 5cm 的中央型肝细胞癌的 5 年生存率提高到 75.3%，同时改善了病人的生活质量，治愈率和生存率达到国际领先水平。最近一位 86 岁高龄的肝癌患者来我院诊治，肝左叶一 7cm 大肝癌累及第一肝门，20 多年前曾因"胃溃疡穿孔"行急救手术，致腹腔内广泛组织粘连。入院后经疑难病例多学科会诊决定行手术治疗，为了确保其手术安全及尽量创伤小，我们采用手助腹腔镜肝切除术，经腹壁仅做了约 6cm 长的小切口，大约 2 小时就顺利完成肿瘤所在肝段的切除。虽属大手术，但因应用精准的微创肝切除技术，达到出血少、术程短、伤口疼痛轻微的良好效果，加之术后第一天予以早期肠内营养支持，第二天下床活动，第四天出院回家，实现了术后快速康复。

肿瘤外科的两个目标是提高肿瘤切除率和提高手术安全性，一个宗旨就是提高治愈率和生存率以及改善患者的生活质量。临床工作要力求用安全简便的方法去解决疑难复杂的问题才是更高的境界。中国五千年的灿烂文化和伟大的中医学体系，是对世界医学的巨大贡献，应该在继承和批判中发展，才能不断取得更大的辉煌！

L：很有感触，我是觉得刚才几位专家都有一点共识，就是对未来医学，健康是医学的目标。我认为把健康作为目标这是很明确的。其实这个共识也不是今天才形成的，进入 21 世纪就逐步被大家所接受了。但我感觉到我们现在整个医学人才的培养，包括整个医学实践的过程和目标其实是离这个观念越来越远的，包括现在推行的一些改革，所以我想这个论坛非常有必要。今天杜老师说，我们首先要解决思想的问题。我觉得这不是一朝一夕就能解决的啊，不可能通过一两次论坛就能解决，但是我觉得如果我们能够通过这个论坛为未来整个医学发展做好一个顶层设计，或者逐步形成一个顶层的设计，可能这个意义对我们非常大。因为要维护健康，其实有一个非常重要的核心问题，是什么呢？就是历史上对人体健康状态的一个把握，这个是非常重要的。如果没有对这个状态进行把握，我们所有对健康维护的这个措施，就都是盲目的。我们现在出现一些问题其实跟我们的初衷是相违背的。比如说，我们现在推动这个"治未病"、推动中医的养生。像"治未病"，它的本意应该是使人不生病，或者是生小病，有病容易治，治了不容易复发。我们现在怎么推动呢？就是开展一些所谓的养生保健手段，比如说调理。就是使人少吃药、不吃药。这个要是从《黄帝内经》来讲，《黄帝内经》只有13个方，不是《黄帝内经》发明不了多少方，而是它在理念上，它主要不是让你去吃药来维护健康。所以我们现在有很多非常好的养生保健的手段，其实不是通过药物来解决问题，是通过很简便的、对人体无害的一种手段来解决。第二个对状态的把握，我们讲阴阳平衡。其实《黄帝内经》没有说阴阳平衡，它讲的是"阴平阳秘，精神乃治"。阴阳平衡的平衡也是动态平衡，所以我们中医未来怎么发展，我们怎么能够对人体的状态进行一种实时的、动态的、个性化的把握，我觉得可能是我们未来医学发展很重要的一个基础。

第二，我觉得中西医，它俩有本质的区别，特别是从诊断这个角度来讲。因为西医非常精准，所以它非常强调个性化、特异性，就是像我早上说的指纹一样，指纹是个性化的，所以它是不可替代的。而中医对人的认识，我们看人，比如说，你不知道他眼睛多大、鼻子多大、嘴巴多宽，但是你一看他眼睛，你就知道这个人是谁，所以中医没有一个非常特异性的东西。那么我们未来在中医研究的过程中，应该要考虑到这个因素，尤其是今天听了一些专家的观点。如果我们在中医相关领域的研究不用去追求这种特异性或者说一种非常准确的东西，那就应该降低各种仪器对诊断的贡献度，然后通过试诊真正地把握一个人的状态。

4. 走出"无效的医疗"

G：今天说西医，我觉得有两本著作给了我们很多启发。其实西医也在反思，前段时间我们可能也关注到了，德国有一个医生写了一本书叫《无效的医疗》，还有很多年前，哈佛大学有一个教授也写了一本书，他在这个书上描述，如果把我们现在的药品都沉到海底去，人类会怎样？他的结论是人类将大大地受益，只是害了那些鱼类，海洋里的鱼就遭殃了。《无效的医疗》也举了很多例子，包括像英国，还有欧洲其他国家，包括非洲，还有以色列，医生罢工以后，他对人群的健康作了一个比较，他发现人群更健康了。这两本书表明，西方也在对所谓的现代医学进行反思，我觉得这也是值得我们去考虑的。那么中国可能在这方面有过之而无不及，刚才几位专家都提到了。包括当下，就在今天，中国这个过度医疗、过度治疗的情况还在发生。明天也还会发生。这个我们看到了，这个数据也公布了，前两年卫生部专门检查全国三级医院对抗生素的使用、输液的情况。为什么要检查？因为我们现在输液的量是全世界的 8 倍，抗生素的使用量是 10 倍，这不是过度治疗的表现吗？关键是解决了问题之后，我们要看结果。所以我觉得这些问题非常值得我们思考。今天下午这些专家的发言，我觉得也是对我们很好的启发，特别是从道家这个角度对这些问题的思考。所以我也在想，我们这个文明传承了这么长时间，我们现在已经知道关于健康就是道法自然，天人合一。像道学里边提到的"一生二，二生三，三生万物"，这样一些最基本的理念怎么运用到我们今天？特别是在我们未来医学这个论坛，我们怎么样来形成一些基本的共识？我觉得从我们传统的医学——中医的理念，从今天讲的道家这些学说里面，我们都可能达成这样一个信念，我们这些年在推进"治未病"过程中，有一个基本的信念就是：我们坚信人体有强大的自主修复系统。刚才前面也有专家讲自然法则。我们现在很多作为、很多做法违背了自然法则，包括对环境的破坏也是这样。本来好好的，森林好好的，河流好好的，我们把它破坏了。人类也是一样的，我们面临这些健康的问题，也同样是这个道理。所以我们这些年在对这些问题进行思考的时候，就在想，到今天为止，医学还存在局限性。但是我们是不是可以有所作为呢？我们是可以有所作为的。因为我们可以看到如何通过遵循自然的基本法则，回归到自然的基本法则中，我觉得这么做，我们的健康也会变得更好。其实国内外对这个问题也是做了大量的研究。

我再举一个很小的例子，上个月我到北京，因为我也是全国中华预防医学会组委，我正好在一个办公室见到另外一个组委，就谈到中国高血压的问题，现在中国高血压非常严重，患者非常多，怎么来解决这个问题？我们两个人的思路是截然不同的。他主要还是从临床治疗这个角度，怎么控制，怎么规范治疗。我说你提出要加某一种药，他认为中国的高血压本身的特点就是 H 型高血压，通过生物学检测、遗传基因检测，他认为要补叶酸，组织大规模的叶酸生产，补叶酸，提出这么个观点。我呢？在那个领导办公室，我的观点其实是赞同那个领导的。我认为应该从健康科学的角度来提。今天中国的国人如果食盐的量减一半，比吃什么药都强。这个也是国内外做了大量的研究的结果。我们中国现在摄入盐的量超标一倍，盐的摄入对心血管疾病的影响，大家都非常清楚。但很多老百姓并不知道，老百姓健康素养很差，不知道多吃盐的危害。我们因为这几十年生活方式发生了重大变化，现在人出汗非常少，体力劳动非常少。所以现在人对盐的摄入量，和30年前、40年前对盐的摄入量，不能用同一个标准。这个是一个非常大的变化。所以我只是举这么一个例子。我们今天在研究未来医学的过程中，我觉得应该把握的方向，另外就是在自然法则的这个基础上达到自检，我们需要有一些原则性的理念，需要大家提出来。否则你老是去无限地细化，无限地去研究那些细节的问题，我觉得我们还是在方向上面不够坚定，如果达成了这个共识的话，可能需要持之以恒，坚持不懈朝这个方向努力。即便我们达成了共识，在中国这么一个人群众多的大国里面，我相信不是3年、5年就能够见到效果的，甚至可能需要几十年的时间，才会对健康产生积极的作用。

年轻嘉宾：我是研究员，我的感想是大家都说可以不去干预疾病，可能会有一种更好的效果。我觉得是这样的，就比如说得了癌症，从本身来说是一种矛盾，是自己否定自己。为什么这么说呢？人类健康最危险、最严重的挑战是来自于什么？外部的比方说细菌、病毒？其实小时候大家都觉得，自己老洗手的话能够保持健康，我们长这么大以后，会觉得最危险的就是自己，就是自己身上的细胞。癌症就是自己的细胞变异以后，最后把整个宿主都弄死了，但其实一般的细菌和病毒无论怎么去攻击人体，死亡率还是很低的。所以我就在考虑，其实最终就是人类面对自己这么一个问题，怎么看待自己，怎么看待自己的身体。

年轻女嘉宾：我是我们郭校长"治未病和健康管理"专业的博士生，刚才听了各位专家的一些讲座，自己现在还在消化中，信息量非常大。但是尹教授提到了一点，就是能不能把健康教育放进小学课堂，其实这是我一直在思考的一个问题。我一直认为健康教育就像一个种子一样，它是可以根深在孩子的心里的，那么它能不能发芽，能不能开出花，能不能最后真正地达到我们"健康中国"的目标，能够通过生活方式的彻底改变来影响健康，从对这个疾病的方面转向对健康的关注，我认为这是一个非常非常重要的事情。

但是在做的过程中，我认为它的落地也是非常艰难的，就是如何能够在学术领域，或者说在研究领域能说服大家，让大家明白它的重要性和实施性？我希望各位教授能够给我一点指点。谢谢！

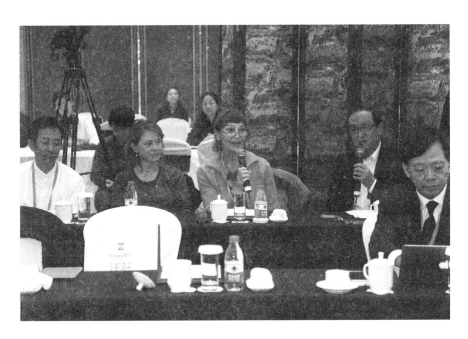

首届未来医学论坛讨论现场之四

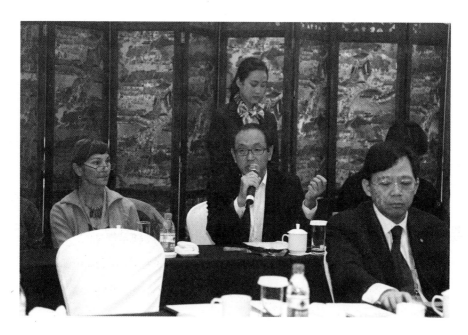

首届未来医学论坛讨论现场之五

讨论三：对未来医学的乐观，基于对中国文化的自信

1. 古老中医和现代仪器是可以完美结合的

Z：听完两天的论坛，我有两点感受。先说报告的事。我觉得这次的论坛上，大家主要是从战略和战术两个角度，去讨论未来医学。从战略的角度展开的讨论，让我产生了巨大的信心，觉得做中医啊，越来越有意思。在战术上，有很多学习的东西，比如说左老师的针法，应该好好学习学习，这是这几天的收获。另外，刚才杨秘书长的演讲让我觉得特别震撼，因为第一次听到有人从核物理学家的角度讲这些东西，让人茅塞顿开，有一种落地的感觉，而不是在空谈，所以我更倾向于秘书长说的，疗效就是硬道理。临床，主要就是这个，没有疗效，病人不认可你。作为中医来说，大家都在说中医好，其实我们是不是应该反思中医自身有没有问题？我觉得搞中医的人是不愿意面对这个问题的。去年在长春遇到吉林省卫生厅的邱校长，他说，7年以前，他就认为中医的发展先要求真、求实、求强，如果不求真，我们盲目地发展，如果方向错了，跑得越快，错得越多。这是我思考的一个问题。我是从体制内医院跳出来自己发展的，不可能依赖体制，我要靠疗效。因此我就要反思中医自身到底有没有问题。

其实，中医还是存在自己的弊端的。我热爱中医，中医是我的生命，我希望它更加完美、更加完善，但是我们不可能不去面对它存在的问题，比如说中医界不缺少神话，但是中医的整体疗效，真的是不尽如人意的。我们培养了很多的大学生，毕业之后，有多少人真正能够看病？回想我们大学时期，我们班里有 50 个同学，针推专业，5 年之后到现在还坚定地走在中医路上的人，我觉得不超过 5 个。真的是这样，不超过 5 个人，他们有做神经外科的、内科的。他们对中医有没有感情？他们对中医仍然有感情，可是他们在做西医，这才是真正的血淋淋的现实。无论中医多么伟大，无论中医多么充满智慧，现实是很骨感的，我们如果不从中医的自身去寻找突破，那么我们沿着这个路怎么能够去发展？刚才杨秘书长说，我们的中医借助现代化的科学的工具去发展也许是一条路，以前我对这个从来不抱幻想，我觉得这是不可能的事情，中医这么伟大的智慧，随便弄台机器就能承载吗？绝对不可能。这是我做了近 20 年的中医所始终抱有的坚定的态度。然而一切都会改变的，我也会改变。去年，我的学生给我推荐了一个仪器，给我做了一次检查，让我感到了震撼，我开始觉得现代化的科技仪器真得可能会给中医带来一些曙光。我的疑问就是，这个仪器能不能够承载中医的灵魂？其实中医的仪器很多，到底要找一个什么样的工具才能够承载中医的灵魂？这个应该是牛车还是马车？是夏利、奔驰还是宝马？我相信应该是一个奔驰、宝马类的车，才能够承载中医的灵魂。从我自身近 20 年的临床经验来看，在接触热断层技术以后，其实用了大概只有一年的时间，可以说，我自己所有的中医知识体系跟现代仪器终于可以较好对接。

2.回归自然医学

X：讲未来的医学，我觉得有两个话题，我们这两天还没有谈到。其中一个话题呢，就是我们对现代医学——我们全方位地毫无保留地拥抱的这个现代医学是如何形成的这个历史进程，缺乏一种反思。第二点呢，就是作为一个在海外生活了很多年的中国人，我深深觉得中华医学不应该是仅仅属于中国人，更是属于全世界的，中华医学应该是世界自然医学体系中一个重要的组成部分，所以在探讨未来医学的同时，我们也应该关注和探讨世界上其他优秀文化中的自然疗法，比如说印度的韦陀医学，比如说世界卫生组织大力推广的和疗医学。如果没有这些医学作参考，我们就有可能陷入一种闭门造车的局面。

对现在医学的反思中，我想问大家一个问题，就是为什么我们从五四运动之后全方位地拥抱了西方生物医学，而把我们的传统医学带着这个洗澡水和婴儿一同倒掉？那么西方医学的发展，是不是一个必然的科学演进的过程？我们从小受历史唯物主义的教育比较多，有一句话说，历史是螺旋式地向上发展，实际上历史有时候是螺旋式，但不一定是向上的；有时候是向前的，不一定是螺旋式的。西方的自然医学，在西方也有着一个体系，它和我们的中医或者是道家医学是交相辉映的。

昨天在刘院士的报告中有几个图片，我不知道大家是否还有印象。其中一个图片，就是讲到西方医学在发展过程中，和古埃及医学、古印度医学，有着非常广泛地交融，从而它也创建了一套非常完整的关注身心灵三个层面的医学体系。另外一个方面，刘院士也有张图片。论学问，言必称希腊，那么古希腊医学呢？他列了两个图片，一个就是阿斯克勒庇俄斯，一个是健康之神海吉雅，实际上从公元前5世纪到15世纪，在西方，海吉雅代表了一种身心灵全方位的自然疗法体系，它和我们的岐黄医学是交相辉映的，只是在公元前 2 世纪之后，随着对抗性医疗的发展，阿斯克勒庇俄斯取代了海吉雅的地位，这就是为什么在我们现有的西医院校中，形成了以疾病为主的治疗方式，而忽略了以公共健康为主的，也就是海吉雅所代表的，反映着我们中华文化中天人合德的医学理念的衰落。这种衰落在西方是必然的吗？实际上经过反思，我们发现，历史有时候是由一些非常偶然的人为因素所造成的，比如说，在上个世纪初的美国，可以用"百花齐放，百家争鸣"这八个字来概括当时美国的医疗卫生体系。在上个世纪 20 年代的时候，组成西方医学的 4 个群体第一个群体就是我们熟知的西方西医，就像刘院士所描述的，所有的西方医师，连一个医师协会都没有，只能和理发师一起被定位在一个协会中间，当时和西医有同样重要地位的，就是我们今天称之为"和疗"的医学体系。其二是来自于欧洲和中南美洲的草药体系。其三呢，就是来自于东方的医术体系。他们是互相并存的这么一个状况。但是在短短的 10 年之内，情况发生了翻天覆地的变化，这个变化和当时资本主义的跨国大托拉斯集团的积极参与和主导是密不可分的。比如说，影响着美国医学界的发展或者是变革的一个政治事件，就是发生在二三十年代的一个报告，它是在卡耐基基金会的授权之下，在洛克菲勒的基金会间接的操控之下所完成的。这份报告是对当时美国国内医疗教育现状的一个普查，这个普查过后，就得出了一个答案，就是医疗教育必须统统归结到还原论的科学方法中来。现在历史学家们分析，做这个报道的最终动机是有它的政治和经济原因的，当然我们都不相信阴谋论的说法。当时洛克菲勒和卡耐基这些大型的托拉斯集团，会积极参与到医疗体系的构建中来，其中有一个重要的原因，就是当时的美国资本主义工业蓬勃发展，对人力资源的需求极大地增加，所以就需要用很短的时间和非常高效的手段，来对疾病给予治疗。在这种情况下，由这些大集团授意的这个报告就在他们积极的游说之下，很快地获得了国会的通过。之后，也就是在短短的5到10年之内，所有的我刚才描述的其他几个医学体系，就彻底地从美国的版图上消失了，以约翰·霍普金斯大学为代表的现代生物医学体系，从而得到了建立。

当我们回顾这个过程的时候，我有一个非常奇怪的感想，因为我们总是想，历史是人民创造的，实际上很多时候，历史是一些偶然事件拼凑成的，也就是佛家讲的因缘和合。这个现代生物医学体系创建了之后，引领了美国甚至全球的医学走向，经过这近百年发展，弊端也是显而易见的。比如说前段时间热门的底特律倒闭事件，代表着美国辉煌工业文明的一个大城市，为什么在顷刻之间就可以破产？压死这匹大骆驼的最后一根稻草，大家也许猜得到，就是它的医疗诊术。

3. 道家医学可以为未来医学提供思想资源

G：我刚才听很多学者说，我们这个未来医学，讨论了一个焦点，就是未来医学究竟是以疾病为中心的医学观，还是以健康为中心的医学观。我觉得这个以道家的智慧来说，可能层次还低了一点，为什么这样讲呢？未来的医学，我个人认为是自然医学，我觉得未来医学就是要复归到人对疾病健康的最初概念，按道家来说，大家都知道，"人法地，地法天，天法道，道法自然"，对自然的这种理解，一般人把它理解为自然界，这种理解层次也低了一点，所谓道法自然，实际上是说道无可法也，它就按照它本来的那个面目，它是一种道性自然，它是自然而然的。人作为一个生命体，无论是健康还是疾病，都是一种自然地流露，所以如果我们以道家的智慧来说的话，我觉得未来的这个医学啊，不管是以健康为中心，还是以疾病为中心，实际上都是自然的一种表达，人一生病以后，你不要试图马上要把这个症状消除掉。

举一个例子，上周刚到高雄，我一个朋友，5 年前他得了癌症，开着车从台北过来看我。我就问他："医生叫你做手术你做了没？"他说："我没做手术。我呢，每天啊，我和癌先生结了友好同盟，我天天晚上跟癌先生交流感情。"他说："癌先生啊，癌先生啊，你是我的兄弟，你不要一下子把我搞死，我呢，带着你去名山大川，有好吃的，好看的，我都带着你去，我多吃一点，分一点给你吃。"他说："我跟癌先生结成了好兄弟。"现在他 70 多岁了，5 年过去了，他依然天天带着他的癌先生，非常放松地去云游名山大川，他说："得癌症是我生命的一种自然表达，我不要试图一有这个东西，我就要去掉。"我的意思就是说未来的医学发展，要去吸收我们古老的道家的自然医学的思想精华。传统的中医学的一个最重要的一个由来，就是道家文化，过去，我们可能忽视了这个由来。将来一个很好的前景就是，注重挖掘道家自然医学里面的一些有现代价值的东西，为构建未来医学提供一点思想资源。

4. 不用害怕生病

Y：作为一个干了三十年的西医，我同意盖教授的意见。我的导师是朱教授，301 医院病人出院的时候，总要说一句感谢话，"感谢朱老师给我们治好病"，他总是说："这是你本来就应该好的，不是我的事。"我的父母，都得了肿瘤。我父亲在 50 岁时得心肌梗塞住过医院，之后，他跟我说他住 301 医院就像在监狱一样，以后绝对不再住院了，所以当他在 70 岁得了肿瘤以后，我一天都没让他住院，我直接问医生，医生说他这个病用某个药，估计能活两年半，我就把那药标签改了给他吃，告诉他不是癌症，一用这个药，跟好人一样，两年半，该干什么就干什么。等两年半一复发，我把药一停，在家里给他营养一上，最后走了，走得很高兴。实际上我们应该把病理解成一个得了传染病以后的免疫接种，得了肿瘤，是送终必须走的路，应该这么去理解。我妈就是去年八十几岁走的，在床上她唉声叹气，我说："哪里难受啦？"她说："什么都干不了了。"她老人家走之前什么都干不了是她最大的痛苦。我看着她开始能下楼，后来她的最大愿望是"能下楼"，这下不了楼，就得躺在床上，后来在床上也起不来了，我们就跟她交流说："我们生下来，是不会走的，是不会动的，你看你现在倒回去了。"老人最后走得很高兴。我家两个老人一天院没住过，我的想法是不要把肿瘤当病治，而是把它当老人回归的一个途径，我们只要把它服务好就行了。这是我的建议。

5. 如何看待未来医学，其中有文化自信的问题

D：其实我今天有三个感慨。第一个感慨就是原来咱们只是嘴上说说外行领导内行，现在来看，外行领导内行是对的，因为听了今天几位专家发言，大家都很清楚。昨天的老师讲技术、方法，讲得也非常好。现在来看，方向和技术都很重要，讲得最清楚的是陈元平教授那个图，我看得太清楚了，就是技术选择跟你的方向，其实是相辅相成的关系，如果没有技术选择的话，你的方向也很难定，而如果你方向不定的话，你的技术选择就很难做。

那么第二个感慨是什么呢？其实陈元平教授讲了，就是仁心仁术的问题。这就已经不单单是医疗的问题了。我们原来都在讨论西方医学的方法是不是一定就是对的，现在已经提高了，那是不是一定要变成一个医院和客户的关系？这个对还是不对？它跟一般的商业是不是一样的？我们中国几千年来都不是这么做的，中国的医疗行业从来都不是一个病人跟医生的关系，它

是仁心仁术的问题。

第三个感慨是什么呢？其实已经讲到了这个，就是西方人的生活观是不是对的。最近100多年，尤其最近30年，是一个充分模仿西方的时期，有一个词叫殖民地心态，什么叫殖民地心态呢？咱们说得通俗一点就是，穷人扒在门上看地主家吃什么用什么，然后想如果他有钱了，他也那样，也吃猪肉炖粉条，也驾马车，这个就叫殖民地心态。过去的年代，中国很贫穷，在我们小的时候，如果有美国的亲戚，那是非常非常牛的，从国外带回来的东西都是很新奇的，我刚刚工作的时候能吃个麦当劳都觉得很开心，我们就是沿着这个心路历程走过来了。我们前一段刚刚有从国外拍回来的一套19世纪传教士在中国拍的幻灯片，那个时候传教士到中国不是救苦救难来的，当时传教士写的东西，说到了北京就是到了天堂，从来没见过这么漂亮的地方，那个时候，我记得第一代摩登办公室用的全部是红木的家具，如果在16世纪，欧洲的贵族一定要用丝绸，一定要喝中国茶，一定要用中国的瓷器，因为那个时候，中国就是被模仿的对象，你就是富人，你是村里的富人，他是个穷人心态，现在完全反过来了。今天我们讨论的其实就是自信的问题，我们是不是应该有我们的生活方式，让别人来模仿我们，而不是我们简单地去学习他们？

今天讨论的东西，让我突然想起了一个问题，就是《黄帝内经》的开头提到的问题。当年黄帝碰到的问题跟我们现在的一模一样。他问岐伯，为什么在上古，人度百岁动作不衰，但在黄帝那个时候四五十岁就没有劳动力了？整个社会面临着一个老龄化的问题，怎么样到90岁、100岁还能过得很好？其实就如盖建民教授讲的，就是要借鉴道家的智慧。这个道士群体和和尚群体里，八九十岁的老人上山下山干活扛上百斤的东西，完全很正常。如果我们把古代的智慧用在我们的生活方式上，以真正的涵养为能源，改变以欲望为整个社会的指引的这种生活方式，就可能创造出一个真正的和谐社会。

6.中医是"第二国防"

C：我做PPT大约花了两个星期，这也是一个学习的过程，期间我就把中医到底怎么跟现代社会结合，它能产生哪些效益和价值，做了一个输入，今天因为时间关系，我讲不透。我原来在西苑医院，帮赵锡武抄方子，那时候我16岁，他跟我说先背汤头，我疯狂地背了两个星期汤头，那时候记忆力也好，我到现在还能背。等到把汤头差不多全背下来，我才给他抄方子。所以我对中医的理解的全是从抄方子开始，多幼稚。别人说的怎么回事，我弄不清楚，但我知道抄方子，抄的过程中，我就知道，赵锡武看肝看得很好啊，哪个是主方，用的什么量，他早就清楚了。但我始终认为，这都是术的层面的东西。中医发展到今天，确实需要有战略的思考，中医是一个文化形态，叫中医文化。

我曾经写过一篇文章，就是《中国文化的复兴》，最近习总书记总谈文化复兴，我说中医是中国文化的脊梁，从中医是"第二国防"的角度来写，中医是"第二国防"，就像刚才这位先生说，让别人来模仿我。我始终认为西学东渐是阴谋。我希望咱们在论坛上能够形成争论，严格来说，今天我们这个会争论不够，只有在争论的过程中，才能吐出火花，吐出真理。

7.西方自然医学体系值得重视

X：可不可以争论一下？我们以前讲了很多有关西学东渐的事情，实际上，从 17 世纪、18 世纪开始，也存在一个非常广泛的东学西渐的过程，由于东学西渐，德国人 200 多年前发展了和疗医学。这两天呢，听了这个演讲，我也有个非常深刻的感受，就是有关我们昨天讲的这个三维的医学，四维的医学，实际上在 50 年代的时候，西方医学科学家们就已经提出了，我们要用社会心理生理模式来推动医学的发展。近大半个世纪已经过去了，这方面的发展呢，仍然没有见到端倪。今天早晨，我在听郭教授的演讲时，我才真正地受到感动，这种感动源于在我们国内，有这样的学者，有这样的校长，他可以脚踏实地地把这些健康管理专业，真正落到实处，推广开来，这就是这个真正的我们称之为四维医学的未来发展的一个方向，为此，我对郭教授和他的同仁表示深深的敬意。

在这里，我想利用这个机会啊，介绍一下西方来的这几位朋友。在我们的三皇五帝时期，西方也存在着一套博大精深的自然疗法，就相当于我们道家学者描述的正宗体系。比如说，从罗西时代，就存在着一种类似于我们的岐黄医学的这样一个医术体系，它给欧洲的中世纪培养了一些伟大的自然疗法的医师，包括西方希波克拉底和刘院士所描述的那些大的医家。从广义上来说呢，这几位朋友是和我们中医遥相呼应的这样一个生命体系学说的传承人，所以我想利用这个机会呢，请我的朋友 Claudine——她远从瑞士来参加我们这个会议——聊一聊她对未来医学的理解，我个人的理解呢，就是我刚才描述的那套体系，就是在西方文化中，也孕育了一条和我们非常接近的自然医学体系，这个也是站在道的层面的。

8. 医生相当于教师，他应该教授人们如何与自然保持联系

Claudine：非常荣幸参加此次论坛，我想把自己的经验，跟大家分享一

下。我早年学的是西医，西医教我们用对抗的方式，来看待所有的一切，这种方式对细菌、病毒，有时候是有效的，但是对于医生和患者，很多情况下是不利的。每一种对抗的药物，都会产生另外一种疾病，学了中医后，我学会了中医的这种无为的思想，使我的生活和医疗境界有了提高。

八年前我在瑞士加入位于纳沙泰勒的哥伦比亚预防医学中心，在这里，我学到了西方自然医学非常重要的一个理念，那就是"个体的身心特质"。它既代表着体质，也代表着我们自身的精神心理结构，这种身心特质与社会、自然互相交感影响形成一个结合体。

立足于西方医学的这种身心特质的理论，我学到了东方的智慧中这种无为而治的理念，用草药、针灸、艾灸等各种方法来扶持正气，达到治病的目的，就像这位道学先生所描述的，疾病实际上是我们自身对外界的一种自然的反应，如果我们一味地压制这种自然的反应，就会带来更多的疾病。

造成疾病的主要原因，是周围环境的污染和生活方式导致人体的不良运行。我们自身的生命，有一个充满智慧的自愈系统，这就是医疗的本质所在。健康的核心，就是让自身生命的运行在身体、情志、精神不同的层面保持高度的平衡与和谐，这也是我对道医学的一个理解。经过多年的实践，我在西方自然医学的灵魂和东方医学的灵魂之间发现了一个非常完美的契合点。

在哥伦比亚医学中心，我们把量子医学的很多方法应用到医学实践之中，更加证明了我们中医所说的天地万物是一个连接的整体，我们所有的生命活动，都是靠自然界的道来运行，我们不可能把自己同外界割裂开来，万物都是相连的。这个在中医界早已经有共识。

量子力学告诉我们的第二个方面，就是一切都在变化之中，这也是经典中医的一个思想。第三个启示，就是如何观察。如何看待一个东西，对这个东西本身的运行就会造成不同的影响。

在拉丁语中"医生"就是教师的同义词，医生和患者的正常的关系，应该是教和学的关系，大道至简，医生应该教授的就是如何与自然保持联系。

9. 中医和西医的连接点就是"气"

Sylvie：我没有学过西医，我是一个针灸师，十年前我在上海办讲座，发现一个很可怕的事情，我们中医利用的是"气"，我们调整的是"气"，当时，来听讲座的很多人，都是中医爱好者或者中医药大学的学生，或者是医生，但很多人都不相信"气"这个事情。

我从来没有怀疑过"气"，我每天都在感受，没有想到有人会把"气"当成一个不存在的事情。现在的生物学说"气"是没有的，只有物质，而现代物理学却说物质是不存在的，只有能量，只有气。

我觉得如果我们这些中医自己都不相信这个"气"，自己没有感受这个"气"，怎么能够希望科学家们去研究？现代中医对"气"的实际感受太少，在理论层面研究太多，比如说"阴平阳秘"啊，就这样讲来讲去，忘了对病人的最基本的"气"的感觉。

昨天左医生谈到针法，他说针越细，就越能感觉到"气"的一些很难表达的事情，我们很多中医连对这个基本的"气"的了解都没有。我们的中医和西医之间这个连接点，可能就是这个"气"，想要让西方科学界去了解"气"这个事情，第一件事情就是我们中医自己要先去了解、体会。

10. 怎样构建面向未来医学的生态系统

Z：各位老师，我是基金会理事，是做投资的，这两天学到了很多东西，我就提一个建议。我觉得我们这两天讨论的这个议题——未来医学，就是一个自然医学和健康问题，只是大家说的层面不一样，大方向是一样的，这个应该没有太大的分歧。大方向明确了，怎么实现有一个路径选择问题，从我们做商业的角度上讲，最好路径就是建立一个面向健康、面向未来医学的生态系统，因为一个生态系统有自我修复和自我循环的能力，所以我建议下面我们讨论讨论怎么样构建面向未来医学的生态系统。

建立生态系统一定要回答三个问题，第一，我们这个生态系统的要素是什么？前面很多老师讲到了，但是我们有必要做一个系统性地讨论。第二，我们要建立的生态系统，它的短板在哪里？第三，建设这个生态系统是一个很庞大的工程，我们的发力点在哪里？我认为这个发力点首先要选择最重要的环节，其次实现的阻力要小，最后是杠杆作用要大。在这个问题上，我有一点小小的建议，我觉得首先要集合我们的专家学者，建立一个未来医学的知识库，其中一部分进入中小学的教材，纳入九年义务教育。义务教育一个最大的好处就是它有杠杆效应。在义务教育阶段，孩子学什么父母就会关心什么，甚至爷爷奶奶外公外婆也关心，教育了一个孩子就教育了一个家庭，教育了一个家庭就影响了一个家族，当我们每个家族对未来医学都很关注的时候，我们这个社会的健康系统就改变了。

11. 未来医学的开始，就是医生打破界限

L：未来医学，对医生来说，并不是一个很遥远的事情。医生是非常理性的，所以当他面对问题的时候，他会想：什么东西可以帮到这个病人呢？也许下一次病人复诊的时候，医生就在考虑：未来他需要什么呢？

我 1995 年辞职后在条件比较好的私立诊所或者外资诊所工作，所以有

机会跟一些心态开放的西医、中医、心理医生，或者是骨科医生来合作，共同帮助一个病人。

这两天，大家在讨论，中西医要不要融合，怎么融合。从操作层面上来说，生命有物质层面的部分，有能量层面的部分，也有信息的部分，如果说疾病的发生是物质层面的原因，非常清楚，肯定是要找西医，所以从现在到未来几十年当中，西医肯定是我们现在整个医学体系的主流，至少从技术和操作来说，这是很现实的。

重要的是我们的每一个医生，都要扩大自己的视野和接受度，要了解，你所能做的只是帮到这个复杂生命的一部分，哪怕你是教授或者博导，你只是在某个层面工作，所以不同的医生需要合作。

比如说中医所处理的层次，就是刚才 Sylvie 医生说的，是在能量的层次，能量如果在亚健康状态，或者疾病的主要原因是在能量层面的时候，当然中医可以介入，效果会很好。

关于精神心理和社会因素，信息和地理环境的影响，从中医来看，这些都是在信息层面影响到我们。而这个部分，古代的医学有专门处理这个层面的医生，比如"祝由科"，或者由巫师来完成。

我们需要在更大的维度，重新来看人体的健康和生命的运作。很多老师都谈到了，生命有三个层面，信息的层次，能量的层次，物质的层次。每一个医生可以有他选择的方向和兴趣所在，但是一定不要固步自封，要合作。

我们这几天谈未来医学，从信息层面来看，我们在座的所有人乃至整个世界，在同步思考，都有这个共识。

我相信从现在到未来，会有一些新的医疗机构或医疗模式出现，他们将会是未来医学开始的一个摇篮。把学习、休养、治疗和康复合一，全面关心一个病人的身、心、灵，关心他的生活态度、认知和习惯。这样的一类机构，会明确地从肉体、能量、信息、精神几个不同的层面，来整体地看待人与病，明晰每次调理或治疗的入手层次，给予合适的医生和帮助，这样的机构，我相信未来会越来越多。

医学是要解决问题的，当新的模式能解决旧的问题的时候，就能产生效益，效益作为经济杠杆，会吸引更多的有识之士进入，而医学又是跟社会、文化、政策紧密联系在一起的，这就是个建立生态的问题，慢慢这个小生态会变成一个大生态，会成为一个主导的力量，这个过程需要的时间或长或短，与它自然的力量有关，也与我们的努力有关。

如果有条件，我们需要建立一个未来医学研究院，关于生命医学的研修院。以后我们还会继续这样的论坛，可以进行更深入地研讨，形成文字，影响更多的人。

可以把一些愿意深入学习和发展的不同学科的医生，愿意学习的中医、西医、营养师、心理师，聚在一起来学习。

这个思路，是我去年和北京安贞医院的一位心外科主任刘东医生交流得到的启发，他在美国最好的医学中心学心外科手术，目前是中国能够做人工心脏的三位医生之一。他从 2011 年开始把中医、西医、营养、运动等整合起来帮助病人，他告诉我："作为一个最好的心脏医生，我只能解决 20% 的病，那剩下的 80% 怎么办？我要打破我的界限。"

所以我相信，未来医学的开始，就是从"医生打破界限，想一想还有什么东西可以帮助病人"开始。

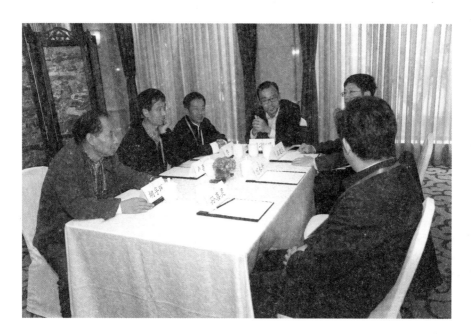

首届未来医学论坛讨论现场之六

讨论四："未来医学论坛"的无为和无不为

1. 中医的不足是什么?

Z：我觉得有两个问题，有必要再深入探讨。

第一个问题，就是我们在今天和昨天的讨论中提到的、大家都非常重视的，中医的优势和特色。或者从反面来说，中医的劣势或缺陷在哪里？我觉得这是一个值得大家去思考的问题。

在这里，我们先从三点来看：

第一点，就是中医的基本概念。中医的基本观念或者说思想，我们没有拿出一个达成共识的标准。在讨论的过程当中，在对同一个概念应用的过程当中，大家表达的内涵可能是不一样的。这是一个很现实的问题。这是第一个不足。

第二点，中医的特色、中医的优势，到底是什么？我们能不能把它一条一条列出来，能不能用大家能够读懂的现代语言去把它表达清楚？我觉得，这一块儿我们也没有做到。我觉得，这一块儿也是个重要的东西。

第三点，就是中医的疗效。中医很好，很好，很好！但是为什么我们的老百姓都去选择了西医？去西医院和中医院看看，两边的差距太大了。这是老百姓的选择呀！你说得再好也没用啊！所以我想啊，我们的疗效这一块，应该怎么去评价?

这是我想提的第一个问题,就是中医不仅仅有优势,还有劣势。我们的劣势,应该是把它拿到桌面上去,我们应该找到解决的措施。

第二个我想提的问题,就是我们很多单位都把健康和疾病对立起来。我们不应该以疾病为中心,应该是以健康为中心。没错,但是健康和疾病不是两种相对的概念。我说一下,疾病是怎么定义的?冠心病、糖尿病和高血压是怎么定义的?是依据我们已有的检测指标和检测设备来定义的,是由少数几个指标来定义的疾病。但是健康呢?是一个多维的概念,现在又是两维、三维、四维……甚至还有更多。它俩不是一个相互对等的概念,而且我们去解决疾病的时候,也是为健康服务的,它两者不能够当做一个对立的现象。

这是我想提的第二个问题。对大家过去发表高见的一点补充,我个人的看法。另外,上午某教授提到了"道""理""法""术""气"的问题。其实中医最核心的问题,是"气"的问题。我们现在还没有体验中医特色的检测设备。我们的脉象仪,我们的色相仪,没有被拿来用作医生不得不依赖的产品。没有这样的检测设备,关于健康我们没有客观的评价方法,怎么定义健康?怎么对健康进行管理?我就提这么几个问题,所以我想中医的检测设备,应该是当务之急要进行发展的。

C:我们在做"十二五"科技支撑计划,中医预防保健体系来说,专门就针对中医的适宜技术,咱们过去说适宜技术就把定到什么调理技术,是吧?那么关于诊断的技术,其实也有适宜技术,我们这次也筛选了一批,在整个国家的大目录里筛选,筛选出我们列举的一部分,关于中医的一些检测和这个适宜技术,也列了一部分进去。对张教授提出的问题我做这样一个回答,因为中医是完全靠经验的。比如针灸,就扎这儿,换别人扎就扎不了。

他一定要将来标准化，才能够可复制，否则你怎么去给更多的人服务啊，怎么成为可供得起的一种卫生服务体系和保健体系。

Z：目前的中医学院往往开设有很多西医内容。这个是一个教育体制的问题，造成了中医没有自己的特色和优势。

中医药有五千年的悠久历史，在中华民族繁荣昌盛中功不可没，中医药有简、便、廉、验的特色和优势，能够解决看病难、看病贵的问题。目前存在的主要问题是，中医执业人员不到西医执业人员的五分之一，而且现在的中医院有其名而无其实，不是真正的中医院，而是整套运用西医西药。为什么？学校培养出来的中医人才都西化了，如何解决这个问题？要按中医师自己的办法，凡是有执业中医师资格的均可带徒。解放前没有中医学校，出了那么多中医大师，靠的是祖传和师带徒。因此，现在国家应制订政策，鼓励师承、自学成才。鼓励中医专家将自己的子女培养成合格的中医师。先跟师，后上院校。比如：六十年代的赤脚医生，是先培训三个月结业后，就可行医，自学成才者悟性高、信心足、技术好，相对职业稳定。比如李时珍、华佗、张仲景、孙思邈也不是学校培养出来的，都是跟师和自学成才的。因为中医是经验医学，要不以文凭论，文凭只是个表面，关键是看实质，应掌握中医的四诊八纲，辨证论治，理法方药，熟读王淑和，不如临证多，要看临床效果。因此中医晋升职称，政府有关部门要重视临床技术水平。

另外一个问题，就是我早上说的，现在所有的中医，都以追求利益为目标。

Z：刚才张教授提出了一个尖锐的问题，其实我们做中医的人很少有人面对这个问题，就是我们的劣势在哪里？了解清楚以后，我们就好做了。其实，我想到张润杰老师，他做了一件非常让我佩服的事情，就是他的脉学。因为中医的诊断标准和依据之一，就是中医的脉学。他的脉学本事非常厉害的，可以很好地指导中医的治疗。那么，如果说能够知道中医临床治疗的这个脉学，跟 TTM 又有一个很好的对接，而 TTM 是对人体的功能系统的直接成像。我觉得这个可能会回答张教授刚才提的这个问题，我觉得其实很多人在做一些努力，我觉得这是非常好的问题。至于说中医适宜技术的推广问题，我认为是个关键，因为上面我们讲了好多顶层设计，接下来要落地的话，还是医生这个团队如何去自我完善的问题。自我完善的过程中依然需要一种传播，有没有一些技术的标准化的东西去传播，这些年其实我们也在尝试做这个事情，但是我希望未来有更多的人一起来参与，我觉得这是最大的希望。

Y：我同意所有的观点，包括道学的、中医的。我觉得道学里边可能蕴含这个健康的东西更多，我现在只是觉得里边有些理念能接受，但是我还没理解这个道在哪儿呢，我想学一下道学。

中医呢，确实在临床。不管脑血管病还是肿瘤，确实西医要求给患者动手术，而癌症晚期病人，就是化疗，基本差不多，甚至花了钱，人财两空，因病早逝。那么我们能不能让肿瘤和人并存，这样的话，我们就会说服西医，说服家庭医生提高治疗水平，帮患者度过肿瘤晚期。我们中西结合的一个肿瘤的项目，效果确实好，因为到癌症晚期，你得叫他减轻病痛就行了，不要指望延长生命期。这是第二个建议，要找到我们中医的长处。

我觉得另外一个事情，我觉得管理的学科建设上，方向上，可能大旗要扛起来往前走，大旗往前走的时候，别人就跟上去，它发挥这个优势，不要几个分支在下边打架，你打来打去的，最后可能都掉队了。有一个基金会也好，包括我们郭校长，我们怎么样起到让全国几十座所院校跟着走，人家怎么跟，这可能我们还要再细化一下。

第二个就是现在是互联网时代，不要仅仅靠多长时间开一次会，尽快把健康的平台，我们叫协同工作平台，建起来，大家有意见随时都往上发，所以我希望可能的话，我们在这两个论坛以外，可能还要针对不同的研究的课题，甚至每个主题，道学的、中医的。

最后一个现在不能规避的是市场这个问题，如果我们规避了市场问题，只做研究，大家都知道，当医生好，医生毕业的时候，尤其从中医院毕业的医生，挣钱没有西医多，更没有卖药的多，所以如果我们搞个健康，搞到了最后，我们都是自己掏的腰包或者自己生活保证不了的时候，就没人去做。所以，在健康这儿，我们要考虑到我们参与健康的人的收益，也就是我们拿钱，但健康他是放开市场的，健康产业，在健康产业里边我们怎么样搞中医的，我们怎么样搞养生的，我们设置一个管理呀，我们再要去保护，我给你国家能省多少钱，给你家庭能省多少钱，当然省下的钱里边，提高我们的待遇，这样我觉得能够做到。

龚医生：刚才提到的这个"气"的发展，我谈一点我的想法，回归中医传统的"术"，跟礼法这个层面，特别是礼法。因为未来医学的内容，我想还是内证的医学最为重要。其实中医是内证医学的一个分支，就像我们那边显现，在中医要有它自身的修和养。修是修炼，养是教养，所以这一块对医者自我的提升，是非常重要的。

那么李时珍讲过："内景隧道，唯返观者能照察之。"这就对我们医者特别是中医人有一种非常高的这个自我要求，我提的第一点是增加医者自身的修养。

那么第二点呢，就是任院长讲的一种生活观。

中医人他这种独特的思维和生活观，我们讲他是符合美学的，我们中医人能够建立这种独特的生活观和他的思想体系，以中医独特的理念来思考，看问题，那我想他也能引领未来医学的一个发展和方向。这是我的一点浅见，谢谢。

2. 中医教育改革与中医的培训

　　C：我是做国情调研的，有责任和义务跟大家介绍一些情况，因为刚才的提问有涉及一些跟国情发展有关的问题，有几个数据可能大家不太了解。

　　一个是我们国家的中医药的医务人员人数比例占全部医药人数的 7.8% 左右，但是去年我们的中医机构提供的门诊服务的比例是 15%。所以从这个数据来讲，可能我们中医还没那么悲观，而且中医机构服务的比例，这几年是持续上升，这是一个问题。

　　第二个问题，我也同意这位老师讲的，中医存在弱点，它的学习过程比较长，你要成才比较困难，这个对中青年来讲是一个很大的压力。第二呢，按照有关学者统计，不同的年龄层次，同一年龄层次同一资历水平的，中医和西医之间的收入差距是都存在的，就是无论是青年从医者，还是中年从医者，还是老年从医者，都存在收入差距，这个第一个他学习过程长，第二个学习过程中他自己的收益少。客观地讲，这是一个弱点，我觉得就是中国古话讲的"君子喻于义，小人喻于利"。我觉得我们要承认个人利益的追求，尤其是在市场经济环境下，你不能说人家追求合法利益是错的，我们都在讲大义，不讲私利，这个不现实，所以我觉得这是一个问题。

　　我提一个问题，我们讨论了中医药的现代化，包括一些院士都跟我说，现代化是不可避免的，是必然的趋势，但是我要问一个问题，就是我们中医药为什么要现代化？如果这个问题，讲不清楚，那么现代化到底应该从哪儿下手，做到什么程度才算现代化了，这个就存在一个问题。我们今天讨论的是未来医学，按照历史叠加的诊断方法，古代近代现代当代未来，那么如果我们把现代化作为我们未来的一个发展方向，这个在时间上就错位了，所以我觉得我们中国的医药，如果要有发展，要有大的发展，有跨越式的发展，我们的着眼点不应该是现代，甚至于不应该是当代，而是着眼于未来，看我们国家医药未来，来决定我们现代采取的改革和发展措施。

L：关于中医的教育与医生的疗效提升，我就自己的一些经历，给大家提供一些素材。

第一点，现代中国的医疗行业，缺乏保险公司作为第三方来控制医疗活动和费用支出，这个部分很多时候不是政府来控制，就可以完成的，而且，保险公司的存在，也会潜移默化地引导病人来选择医生，而这个部分在西方已经很普遍了。

2002 年到 2005 年我在北京的天卫诊所工作，这是一家日本国际诊所，当时有一个意大利病人，她拉肚子一个礼拜，先看的我们诊所的西医，是某大医院的主任过来兼职的，看了一个礼拜之后，就来找中医看，我问："为什么找我呢？"她说："我不相信那个医生，他给我开抗生素，也不做化验。我觉得我不是感染，这个药不适合我。"这个病人自己判断不是感染性腹泻，所以怀疑抗生素是否适合。

那位医生原来是大医院的，习惯于开大方子，我们诊所的规定，很多药是只能开三天的，要有诊断依据，尤其是输液或者用抗生素，必须有化验。每个礼拜保险公司的人会来查病历。这位医生在我们诊所工作了两个月之后，因为过度开药和随意开化验检查单的习惯，上了保险公司的黑名单。一位医生一旦上了黑名单之后就麻烦了，这意味着在北京或者在任何地方看病开药，这家保险公司不会再给支付了，所以我们诊所只好请他离开。

第二点，关于中医的疗效与行医环境。

我当时在的这家诊所，有牙科，有西医科，我是中医科的医生，如果在国营医院，只要我是中医院校毕业的，也是可以开化验单的，但是在这里，只能以纯中医的方式看病。如果我觉得病人需要做个化验，或者 X 光，我可以建议：你的情况需要做西医检查，然后请病人去找西医内科的医生。

这是什么意思呢？这在欧洲、在美国是非常普遍的，如果你没有正式学习过现代医学，获得西医的执照，学的是是中医，你只能老老实实地以中医的方式来诊断治疗，这里面有行业协会的规则。

在这样的诊所上班，是没有基本工资的，医生必须有疗效才有病人，才有收入。中医必须以中医的方式看病，研究学习，提高疗效，否则就会被淘汰。但是，医生可以自己决定多长时间看一个病人，一般是半小时到一个小时。太短了，病人会投诉，医务主任会找你谈话。

我们常常说"中医治的是人，不单是病"，但是在中国，大部分中医在国营单位工作，西医的思维和诊疗常规成为了每天的基本程序，每天忙着看几十甚至更多的病人，也没有时间和病人充分交流、观察。他可以开化验单、西药，或者说因为某些原因必须开化验单。

作为一个中医，有一个适合中医发展的医疗环境很重要，个体往往是被环境塑造的。这几年国家开始松动中医门诊部的审批了，什么时候，个体诊所开放，可以自己开业了，中医对自己的疗效提高，就会有更大的主动性。

第三点，关于中医学生适宜的年龄。我认为心智相对成熟，有一定社会经验和其他学科背景的人，比起 18 岁的高中毕业生更容易学通。

从大约 1998 年开始，我开始给一些国外来中国学中医的学员上课，有的是在西方先是学西医，后来再学中医，有的直接学的中医，他们叫自然医学，或者东方医学。很多学生都是工作十年以上，到了三四十岁，原来是经理、银行职员或者开饭馆的，往往是自己深入思考过未来的方向和喜好，自己决定，自己花钱，选择来学中医。这个学习的出发点和我们很多高考生就不一样了。

在西方，当学员毕业了，或者进自然医学诊所，或者自己开诊所，选择比较自由。在那里，自己开诊所也没有太多的限制，不像北京上海需要300平米商业用房，需要几公里内不能有中医诊所，写材料，拉关系，需要一两百万。西方人简单，在家里就可以开，问题是必须得有疗效。

所以他们有动力，有了兴趣之后愿意自己花钱到中国来学习。

第四点，关于中医学院的教学。

十几年前，我们各大中医院校就有专门针对西方学生的学习班，学一两个月，学费还挺贵。就像印度是瑜伽老师的圣地，中国，可以说是很多西方中医人的朝圣地。

但是很多西方朋友来过之后常常会失望，他们对我说，这些老师当我们是什么都没学过的傻瓜，当我们是零起点，给我们讲很多概念、理论、现代研究、中国历史……我们需要的不是这些东西，我们需要的是真正对人体能量的整体运作的理解，就像Sylvie老师说的，是对"气"的把握，需要真正的临床。

我认识一个好朋友，他是美国科罗拉多中医学院毕业的，他告诉我，第一天针灸课是怎么上的，他说我们会找6个模特，躺在床上，其他的人，就用手来感觉他的"气"，不摸他，就是感觉。这课要是改在中国的大学上的话，可能暂时还比较困难。很多时候，我们在讨论中医"气"的实质，"气"的现代化研究，历代"气"的学术观点，讨论了概念，却没有实实在在地去体会一下"气"。

作为一个现代的中医学生，西医是必须要学的，营养学、心理学等也应该尽可能地学习。作为一个医生，各方面都应该尽可能地学习。

西医的基础，是在物质层面，所以有解剖学、细胞生理学、分子生物学，这些东西是实实在在存在的。

作为中医，处理"精气神"的时候，如果没有一些基本的训练，来体会这个生命的无形的部分，那怎么办？只能去寻找一些替代的东西，比如说找一些仪器来帮助学习，或者在经验和理论中慢慢摸索，这些也都可以。

但是，一个中医如果不能直接体会到"气"，感受到"气"，实践的时候就很难从"气"的角度去做诊断和治疗。这是目前中医教育的瓶颈所在，也是为什么中医学生毕业后临床能力不足的原因，我们是在用物质层面、肉体层面的经验和理论，学习能量和信息层面的传统医学。

所以，我有几个建议，第一，我们大学的老师应该有足够的临床经验。这样他讲授的"精气神""气血阴阳""六淫七情"是他每天经验的，而不是理论和文字。

比如，中医的基础理论，严格地讲，医学的基础理论，应该是为临床服务的，但是我们中医学的基础理论研究，说的不好听，很多时候是医学文化和医学哲学的理论探讨，一个中医学院，可以有关于医学哲学和传统文化的一个学院或者研究方向，但应该以解决临床实践为中心，理论要联系实践，能够真正地指导实践，这是对老师的要求。

第二个就是中医学生和老师的专门训练，在西方的中医学院，他们有专门的气功课、静坐课，被称为"内在的训练"。比如，一个画家应该要对素材很熟悉，一个音乐家应该对音乐很熟悉，一个中医自然要对"气"很熟悉。他当然应该有一些训练来提升对"气"的觉知度，所以大学的课程设计里，应该明确这个部分是中医学习的基础，有静坐、太极、打坐、站桩、八段锦等等能帮助我们熟悉"气"，熟悉人体的训练。

　　Z：老师刚刚谈到了医生技能的培训，教授也提到了一个问题，就是医生能不能活得有尊严，我们中医在现代社会的成长周期那么长，很寂寞。我们学完以后，会不会活得有尊严，或者说有很可观的收入，有非常体面的生活。我觉得，其实这两个问题结合在一起，是有答案的。因为我在体制内工作了 10 年，2003 年离开体制以后，自己又在外工作了 12 年，整个加在一起长达 22 年时间。在这方面我是有话语权的。一个医生，你如何去达成自我的完善，这里面包括个人品格的成长，还有涵养的提升，完了以后你完全靠你的本事还有你的做人本分，可以过上非常体面的生活，我觉得未来这可能是个方向。

3. 中医体系的不足

　　Z：有一个问题，是我在某次重要学术会议上提出来的，中医辨证体系，大家都觉得是我们的特色，我们的优势，但是它有可能是一个封闭性系统，我为什么说它是一个封闭系统呢？

　　第一，我们通过望闻问切搜集的临床资料，限于我们的感官是不可能产生新的认识，我们没有发现一个新症状和新的体征，这是第一个。

　　第二，既然我们没有这样的新的症状和体征，那么基于这些临床资料，我们关于人的生命状态，就没有一个新的认识，产生一种新的征候。你可以翻一翻我们这么多年来中医发展的过程当中，谁发现了一个新的症候，谁发现了一个新的症状和体征？既然没有新的症状和体征，既然没有新的症候，他如何不是一个封闭的系统？那既然是一个封闭的系统，未来发展怎么办？

我想提出这些问题来，并不是想反对中医，我是希望大家去思考，我们将来怎么办？

我再提一个问题，当今的临床检测为什么不能纳入中医的辨证论治体系当中？我们通过拍一张 X 胶片来辨识中医症候，通过一管子血抽出来分析之后，就能辨识的中医的症候，大家谁做到了，没法做到，这是现实问题，为什么？

我想第一个方面，辨证论治体系形成的时候，我们的临床检测还没有呢，这是历史原因；第二个也是一个重要的原因，就是我们通过临床检测所获得的人体的这些信息，不能够体现中医辨证论治的特点，它不能够纳入中医辨证论治体系里面来。我说下为什么。大家注意，当今的临床检测哪一个检测结果和它的检测时间挂钩？我们都是关注了检测结果，从来没关注这个检测结果是发生在什么时候。这是个关键问题。因为中医辨证的时候，上午发烧、下午发烧、晚上发烧，辨证结果是不一样的，它是具有重要的时间特征的东西，怎么办？我们得发展出体现中医辨证论治体系这个特点的检测系统，应该拿出这一套东西来才有可能把我们中医自身的疗效，用客观的方法评价出来，而不是靠病人的感觉，其实病人的感觉有时候是一种错觉，不一定是客观的，不一定是真实的。

4. 对未来医学论坛的规划和建议

专家：首先，关于未来医学论坛，我觉得通过这两天会议，可以将一个大的方向明确一下，就是我们未来医学目的是什么，它的主要的方向，我们应该有重要的主题。那么在这个过程中，我们更需要医生能够落地的适用的成果。我们希望未来医学引进理论课程，能够进医学院的课堂，让医学院的学生都来学，那么实用技术、实用的成果呢？我们可以做宣传。对此，我要讲一下，关于中医的问题，理论已经有 2000 多年、2500 年了，我们现在讲了有 50 年的时间或者更多的时间踹它一脚而没有踹开，这种可能性很大。但是呢，中医缺的是技术性的问题，而不是理论问题。中医没有很好地发展，在自己理论体系的指导下，构建起它自己内在的技术体系。辨证论治是个技巧问题，那么为什么有的人辨得准，有的人辨得不准？这是他自己的问题。他对整个内在的布局把握得比较准确，又非常熟练，他的辨证论治水平就体现得比较好，疗效特别好。中医可能缺乏这个东西，为什么中医医学院培养学生，到了临床能够开出一个好用的处方，这是中医内在本性与中医的体系我们会很好地计划下去，中医历史技能问题就是我们今天医学的问题。那么第三个呢，我们现在的医学存在两个大的问题，尤其是在我们国家，比如说过度医疗问题的出现，因为在新的医疗事故处理规定上，由于新的医疗举证倒置，以致病人到法院去告你不需要提供理由，而是我们医院大夫要提供证据证明自己没有过错，所以在中国法律体系不改革的情况下，过度的医疗问题永远改变不了，只会是越来越严重。

第二个我们大家反复谈到的健康生活习惯的问题，这个我深有感触。为什么日本的女性平均寿命是八十六七岁，而女人肿瘤的发病率却是世界上最低的？日本成年女性乳腺癌发病率非常低，通过观察生活方式饮食习惯，我们发现了一个很重要的原因，就是因为日本人吃海带，吃紫菜。因为海带、紫菜富含海藻烟碱酸，这个对肿瘤都有非常好的治疗作用。日本人保留吃海带、紫菜、海菜的生活习惯，一直保留到现在，他们从小吃紫菜，吃海带。所以，由于把这种简单的非常健康的生活方式保留到现在，所以日本的肿瘤发病率是非常低的，我就讲这么多。

专家：你刚才说到日本妇女寿命长，是因为吃海带吃的，这是说明生活经验的重要性。祖祖辈辈一直吃的这个东西，就一定有好处，人家并没有要去分析这个元素那个元素对健康如何。如果从现在的统计学来讲，无数的经验积累下来，那就是无穷大的大样本了，那它就是接近真理了。

C：咱们办论坛的目的是什么没搞清楚，这是我对这次论坛提出的质疑。说的是要像达沃斯，或者像博鳌论坛，下边怎么去规划论坛。

建议以后的未来医学这个概念，我刚刚说未来医学这个概念太大了，可以把它分不同的类，把它搞下去，这样它就有实实在在的内容。咱们这两天来，就基本很散，整个议题很散，但基本大量都是集中在中医的角度上面。所以我说未来医学论坛，我阐释观点是供得起人、能够给人提供服务的医学，这才是未来医学，从经济层面，就是这一些。

Claudine：这几天，我看到了很多如何定位中医的讨论，这是应当的，但是，中医绝对不是排他，是有包容性的。

我们必须清楚西医的作用和地位，尤其是在发生器质性病变基础上，我们是要使用西医的。在手术和诊断这个方面，尤其是在物质层面的诊疗，西医取得的进步，我们应该给它尊重，可以拿来辅助中医。

在我们的预防医学中心，我们会用一切可能的技术来进行功能学的诊断和器质性方面的诊断，从而让医生和患者都能清晰地看到在肉体层面和能量层面的治疗进程和效果。包括针灸的时候，它的疗效在哪里。这也是可以把东西方医学融合到一起的一个点。

L：未来医学论坛经过这一天半的专家学者的讨论，讨论虽然谈不上激

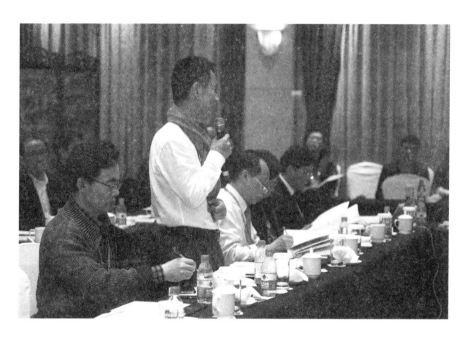

首届未来医学论坛讨论现场之七

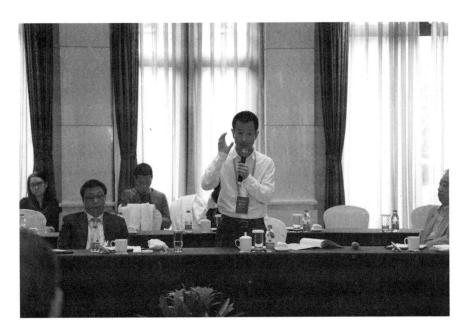

首届未来医学论坛讨论现场之八

烈，但是我们最起码还是很热烈的。我提出两点希望：

我希望我们这次论坛在最起码的思想层面上有一个最基本的共识，这是我的一个希望。

那么第二点希望呢，是希望这个论坛继续办下去，可能这是我们第一次论坛，所以我们的学术范围领域都比较宽泛，这是很正常的，那么今后办论坛呢？我希望从思想、学术、技术层面乃至落地的这些个层面，开展各种不同的论坛。我只谈这两点希望。

W：未来医学题目很大，首先要把握方向，我们来坐了半天，不是侃侃而谈，至少有一个粗略的结论。方向的话呢，就应该是医学上防和治是统一的。未来医学应该侧重于健康管理，维护健康从预防的角度做长期的一个工作。我自己就是临床医生，还有外科医生，那是非常实际的，防是永恒的，治是当场解决问题，人都马上不行了，你还硬说防，这防还是要基础研究和临床研究共同结合的，它必须有一个客观的研究总结提高的过程。

再一个是定位的问题，我们要发挥各自的优势，中医你也不要说我没事干，病人很少，中医的优点，比如疾病的恢复啊，防病啊，或者养生，从这一方面去发挥它的作用啊，那你硬要说中医看的西医拿刀子你也应该拿个刀子较量，那肯定不行，两个医学体系不一样。

再一个方法，个体化，尤其中医，医生个体化，就是我这个医生他是什么特色，病人个体化不用说，这个大家都知道，就补充这三点，谢谢。

G：我一直在思考，我觉得这个会议是我最近几年见到的最认真的，从前天晚上到现在我一直坚持，我觉得是一个很好的学习，而且面向未来，需要谨慎地思考。我昨天也谈到了，大道至简，我们现在需要做出一个初步的判断，杨秘书作的这个报告对我的启发非常大，我们之前并没有讨论过，但是我的结论跟他的是一样，只是我今天没有去详细展开讲。

我为什么说大道至简呢，今天我们讲到那么多，道家的，还有我们传统医学，天地人，天人合一，而且也讲了很多具体的，包括一些脉法、针法，今天还是要从根本上来解决问题，就是我也一直知道钱学森在他生命最后阶段对开放复杂的巨系统其实是非常关注的，他是提出了一个问题，同时他也对我们教育界提出了一个问题，其实我们都没有回答。今天我们的政府和我们教育界的人都没有回答这个问题，但是问题我们都看到了，我们这个问题看得还不清楚吗？非常清楚。所以我觉得呢，很高兴我们处在这样一个时代，我还是感到很欣慰的。我们面对未来当然我们是在思考探索真理，但是在探索真理的过程中肯定不是一帆风顺的。有的时候我们觉得它今天是真理的东西，未来不一定是，今天是什么样，未来就是什么样，这个过程我可以举很多例子，为什么大道至简很重要呢？因为我从医生背景逐步走到健康管理。

我有两个例子，经常喜欢讲，就是英国开发澳洲大陆的时候，其实是用了很多的办法，但是最后一个很简单的办法，就是把犯人送到那边去，是先付费还是后付费，结果呢，船长最后这个办法呢，先付费。这个里面有很多凭着人的智慧想出无数个办法，就是怎么克扣这个费用，死亡率很高。我们今天的体制是一样的，最后解决了一个很简单的问题，到那边我点人头付费，就这么一个非常简单的办法，解决了开发澳洲大陆的问题。所以我们其实一直在寻找这种办法，面对着开放的复杂的巨系统，我认为一定是需要顶天的也是需要有立地的。所谓的顶天就是理性的思维，判断力，对方向的把握。立地的，就是我们需要有方法、技术，包括今天很多专家提到，包括我们这两天的信息量非常大，互联网也好，大数据也好，讲了很多，互联网＋和大数据我们回避不了，这段时间因为大数据这本书的作者跟我关系非常好，我也在思考大数据，可能在我们未来个性化服务的过程中，大数据的挖掘是一定能发挥重大的作用，这是毫无疑问的，所以我觉得呢，我们在这几年的探索过程中，我今天中午吃饭的时候，我跟我们几个教授在讨论。我认为，环境条件越来越好，我觉得真是感到很欣慰的，比十年前要好。我基本确立了这个理念，中国解决办法是肯定依靠中医药，这是我的基本判断。如果说对未来的判断，这一点我是坚信的。

我也不知道组织部使用干部有这么精准的考量，把我们派到了中医药大学去工作，我从来没想过，我看到这个形势是非常好的。我觉得中医药的一些原创的思维理念跟现代科技是一定要结合的，这一点我们要坚信，这个我们可以确定下来，因为今天我们很难讨论非常确定的问题。

再一个，中午在路上见到杜总，我们在讲，我们在推进过程中，我们选择的对象在我们这个团队里面，我们在健康管理和服务对象中提出一个口号，叫做面对386199，我们要组建386199部队。所谓386199部队，就是我们的对象，我们怎么样能够提高效率，事半功倍，38妇女、61儿童、99老年。99两个意思，一个是老年，一个是慢性病。就是重点对象要考虑，其实我们在3861这一块儿我们也做了一些工作，当然对99我们做的，今天上午也介绍了，这个我觉得也是需要思考。另外呢，我觉得我最后又要回到一个大的前提，世界卫生组织在面对21世纪的时候，曾经思考了我们在讨论的健康的标准。不同的维度有不同的观点，它认为是要从三个方面来考虑整个21世纪的健康。

第一，什么叫健康，过去我们人类一直在追求，就是寿命的延长，这是我们共同追求的目标，但是现在是不够的，进入21世纪单纯寿命的延长是不够的。而是你的生存质量方法，我们现代科技带动是可以做到，就像今天李教授说的，生存质量很重要，寿命加生存质量，这是一个新的突破。

第二，健康公平，就是你提供的这项服务，今天陈教授谈到的我觉得非常好，你是不是负担得起，我们今天的这种服务模式是没有办法负担得起。我相信再这么下去是负担不起的。因为我们面临巨大挑战。

第三，我们需要一种可持续的健康服务模式。我们又在反思我们今天的这种健康服务模式是不是可持续的，我们的人口老龄化怎么办，我们要实现第一个目标寿命的延长和生存质量的提高，我们提供什么样的服务模式，所以我和博士生研究方向，定了三个：第一个是服务模式，第二个就是健康的测量和风险评估。第三个很明确的就是信息系统要建构，必须跟信息技术结合在一起。这个是我们在过去这么多年来，花了无数次，讨论了不下五十次，确定了方向，这是我个人的想法，所以我觉得这个未来医学论坛是非常好，我们需要一步一步地走下去，顶天的事情要思考，立地的事情也需要思考，所以有这个基金会，我觉得非常好，我们还要做落地的事情，就是要受益。

Z：参加医学论坛收获很大，我做了40多年的中医，我感觉这次对我的帮助启发很大，因此中医人要有自律，有自强，有自学，有自信，有自立，有自己的创新。还要总结归纳，第三个就是团队建立，第四个要发挥中医药的特色为优势，向治未病医学健康发展，第五相信未来医学一定能在我们伟大的东方来实现。

G：我以前比较热衷于学术，这段时间回到临床了。当我们解读到临床的时候，我发现有很大的问题，中医学院教育出来的学生的动手能力比西医学院的学生差很多很多，也不管什么哲学，他只管用手摸，去感受，最关注的是病人，因为我们不能用别的手段，那么就是一根针一个手指去摸的问题，昨天的报告作出全象息技术是针扎出来的，摸索出来的，刚才听了这位老师谈的中医的劣势，我们必须直视直面中医的缺陷，我们在西方也看到，他们中医学教学是从手开始的，他才不管你什么阴阳学说八卦这些东西，这些大理论，他就是教你如何动手按摩，从手开始，非常实用，所以说我建议未来医学不要太高，当然顶端设计方向要把握好，但同时我建议要有落地的分析，有实实在在的分析，可以转化为生产力或者产品，在各大微信群里，我手机有十几多个群，整天谈的就是道。

杜老师：这几天其实很多专家问一个问题，你这个论坛究竟要个什么结论，为什么要办这个论坛，那么作为论坛的发起人之一，说实话，我最大的希望就是不希望我们有任何的结论，我们这个论坛不应该有一个明确的结论方向或者思想上有一个什么统一，那是一个非常糟糕的事情，而且，我们也不可能真正有一个结论，为什么呢？因为我们这个论坛是个跨界的论坛，有临床医生，有搞策略的，还有其他行业，而且我们还有搞新闻刊物的，本来我们还准备请理论物理学界的人来，如果有了结论，它也会变成什么呢？就跟寓言一样，有天鹅，有马，有鱼，一起去拉车，那么车一定是乱的。所以，这是一个不应该有结论的论坛，这是我最开始想说的，我们应该跟天空学习智慧，为什么人法地，地法天，那个天空有无数星星，都很明亮，但它们其实差了很远，在各自不同的时空里面，可能有些星星其实已经没有了，但你还看得特别亮，这种包容性才是论坛每个人从自己的角度述说，其他人已经获得，其实在讨论过程中，很多人的思维已经在变化了，这是最重要的。

结论是没有意义的，而且我们即使伪装成我们达成了一个结论，每个人回到自己的岗位里对这个结论的理解是完全不一样的。所以结论其实是最苍白、最无力的东西，因为你自己认为对的东西你才会遵守，别人强加给你的东西，你都不喜欢，为什么呢？很遗憾，如果我们能请一个物理学家来的话，那其实有些讨论我们不用讨论，为什么呢？如果你现在问一个学物理的学生，物质层面还是能量层面，他都会清楚地跟你讲，物质是不存在的，这是一个学物理的人起码在近十年二十年以来的物理学中都会明白的，但是医学界呢，可能还在讨论这个问题，这个不同的领域不同的时间空间里，大家有不同的看法。

那么呢，当然我们不会有结论，但是我认为可能会有一些观点，每个人都可以讲自己的观点，如果你讲的是对的，别人能接受，如果你讲的是不对的，那对别人可能会有启发，这个是最重要的。

我最后讲一点，就是说，我们可能会有讨论，很多是一个原汁原味的东西。当然我希望，别存在这么一个个体上原汁原味的中医，如果从战略上有一个原汁原味的中医的话，那中医肯定就没戏了，那就跟 GDP 一样，我就讲这么几点。

S：大家好，我是理事会的人，我觉得一天半的会议下来对大的方向层面上，我们总是在越来越接近知识的本质。因为我们本身是搞金融工作的，具体落地的东西，我这里讲几个，一个就是我希望有这么个论坛，保持延续性，加上我们在战略的高度上可以做一些规划。第二个就是我希望大家把分散的力量凝聚在一起，形成一个系统，发挥系统的力量，我们的力量会成倍地加大。第三个呢，我建议有的机构，比如说我们的会务机构啊，还有刚才讲的平台啊，工作组织之类的，我们如果达成一致，一些具体可操作的，比如说学校类，临床类的培训系统，对应的教师教材方面的一些储备，这些是否可以落地做起来。那么也可以自己建，也可以比如说在外面郭校长官办体系里面我们做一些试点，这是建议。那么我希望未来医学人更加合作，更加开放，一定要学会各种学科，不要再讨论西医呀中医呀，量子力学、包括未来的大数据，计算机语言也好，我们都应该包含，学习并接受它。这么好的 TTM 既然有了，又能跟我们传统的医学相结合，那我们就快速地去推广它、应用它。

还有一个呢，就是说我们可以应用各种方式或者载体让大家以喜闻乐见的方式去接受，比如说我们医学要学会跨界，所谓的 APP 网站这些东西，那么从我们基金会愿意做的事情，比如说论坛及论坛的子分论坛也好，我们必须去承办；第二个呢，比如说我们愿意把突破性的技术也好，仪器也好，做一些培训；第三个，我们会推动小孩子教育系统里面加入我们传统医学的元素；第四个，就是说，我们也想建立一个未来医学的类似于高端的大学，来解决问题。就是在传统的这个医学体系里面，昨天胡老他说他没有传到接衣钵的人，为什么？他的博士生评了三年了，因为他没学透，生存的压力也好，工作的压力也好，就离开胡老，那么我们以后是否建立一个不一样的医学大学，来解决问题？这些老师也好，学生也好，在这里都有一个很好的有专业学习和传授的这样的问题。

5. 未来医学研究院和未来医学院应运而生

X：今天早晨我聊到了美国医学的体系，我们对它的反思和它的一些短板，实际上这个美国主流医学对自身的一个反思过程，从 1970 年代就已经开始了，这是一个非常艰难的历程。我要提一个人，名叫 Anzhuwell。他带领着美国一个新的医学思潮的发展，叫整合医学，在 1997 年的时候，他被列为《时代周刊》的封面人物，当时他是一个非常负面的形象出现，底下有一个副标题，这个副标题就是说这个人"他居然想改变我们的医学现状"。那么到 2005 年的时候呢，他又一次被登到了《时代周刊》杂志上，那这一次呢，他就是以一个非常正面的形象，副标题是"他让我们活得更久"，他让我们活得更健康，他做了一个什么事情呢？就是在主流医学的教育体系之外，搭建了一个整合医学的教育平台。什么叫整合医学？就是把我们中医、和疗医学、西方自然疗法等等，所有的这些疗法整合到一起，让西医的医生也能够有机会学习这些疗法，那么整合医学能发展多久，这个路能走多长，我个人是不抱乐观态度的，因为经过几十年的发展，《时代周刊》的封面上，尽管他被列为改变全球格局的十大领军人物，甚至100位、50位的领军人物，但是他没有办法在原先想象的那样，把真正的以身心灵为核心的新的医学观念植入一个常规的大学中间，他是做不到这一点的，那么我们国内郭校长做到了这一点。这几年我一直在想，类似于郭校长这样的人物，是我们中国的Anzhuwell。我们有自己的中医传统，如果我们能有一种更加包容的这种体系的话，我们是会超越西方现代主流医学的这种哲学的。

今天早晨由于时间的关系，我没有办法充分展开讲述西方主流医学一百年演变的过程，但是我提到了基金会在其中扮演的角色，我提到这一点是有一定的用意的，我希望我们的基金会呢，我非常欣赏你们的"无为"理念，但是后来还有三个字，要做到"无不为"。"无不为"就是说，在当今这个大的历史环境下，我们是可以做一些顶层设计的，现在的环境也已经大大不同于二三十年前，美国开始反思的那个情形了，大概我们在座的这些专家和国家各个部委、各个大学研究机构来的这些人物，这些都是我们的同道，我们是可以大有作为的。所以在这里呢，我想做一个呼吁，就是刚才这位先生提出的，如果我们可以把新医学模式的构建作为一个大学的主要研究方向，那我们应该把力量共同往这一块儿使，如果郭校长今后在其他的医学院校能够形成一个集合，那将对我们国家对我们国民将是一件非常幸运的事情，那如果这个做不到呢？是否我们可以创建一种具有独立思想具有领先的这个理念，可以创建真正的未来医学模式的这么一个学院或者大学，这也是我国民众的一个福音。

W：我觉得今天不光是医生，更不是光临床医生在探讨，是有掌控设计顶层的人物在这里，所以我们既然这么大标题在这里，一定要有方向，一定要有大方向，否则麻烦了。这是干吗呢？我是外科医生，我就会做手术，总有人当领袖有人干事。所以昨天我说，对于我们未来医学我的观点不一定很重要，引领主导地位的就是整体性中医的思想，目前我就这个观点。

每次我都碰到这样的现象，碰到现代医学的一些指标、标准来评判中医，但是呢，因为传统中医它是能量水平的，诊断更关注他生命的质量，而不是生命这些指标的数量。

我非常赞同任先生对于现代物理学和现代技术研究中医的方式，那么，我们也许可以一起来想一想用现代这种量子力学方面的一些成熟的科技，来研究和阐释中医的能量对于信息精神和这种完整的健康的这种量化。

主持人：两年前我在凤凰卫视看新闻节目，讲美国奥巴马总统在美国中西部一个大学演讲中说：我们美国要进一步加强现代科学技术的研究，要保持在全球的领导地位。接着第二句是：我们美国还要进一步加强神秘科学的研究。听了这两句话，我很受震动，太深刻了。告诉大家一个比较好的信息，就是我们中医界现在正在充分利用现代技术为中医的功能状态服务，下次论坛的时候，我希望他们能用我们独一无二的中国的知识产权的最新的仪器，能体现中医的最大特点——人体功能状态的仪器，来实时展示中医临床疗效，将会让大家眼睛一亮，中医真正开始走上现代化的道路。

杜老师刚才说的学术上面我们不要有结论，大家为了这个目标发表自己的认识和看法，但是这仅仅是在学术方面。我们这个论坛组委会还是有目标的，那就是我们要努力探索未来医学的正确方向。

专家：回到未来医学论坛，我们都是中国人，其实我们未来考虑的是，对于未来医学中国或者是中医能提供什么东西，中国是唯一同时存在中医和西医两套体系的国家，所以回到刚才的话题，好几位老师也提到，就是有没有可能在中国成立一所生命科学研究院，它正好能够探索出一套模式，不让中医西医各种医学打架了，大家合起来完成它，把所有的科学技术都放进来，包括玄学也放进来。

杜老师：我觉得我们这个论坛，在学术上没有结论，比如我们追求一个没有结论的论坛，但同时我们追求一个硕果累累的论坛，它可以有很多很多的成果，比如这个建学院，那么我们基金会完全可以给予资金支持办这么一个学院，但也希望所有专家，邀请各位首届未来医学论坛的专家，一起支持，在我们中国办一个这样的学院。

C：我简单说一点，我觉得现在社会环境下，资本的力量是很强大的，所以基金会它要想达到什么目的呢，它就一定能够达到什么目的，论坛往什么方向走，首先是你的 idea 不是我们的 idea 问题，这是第一。

第二关于规划未来，有两个层面：一个是战略层面，在我来讲，首先是一个方向。第二个是战略纲领或者叫战略规划，那就是一个行动纲领、行动规划。我希望这个论坛在解决战略方向的前提下能够对行动纲领有所测评，我觉得这样比较好。

第二个建议，就是如果把医学细分成很多二级部门或者叫行业，把这个产业分解成产业行业的话，我觉得论坛的取向就是一个看竞争态势，如果国内有其他的论坛，也是谈未来医学，那我们要培养自己论坛的核心竞争力，我们到那个时候再选择我们的侧重点、突破点，可能比较好，在目前这个阶段，我同意杜老师的意见，过于限制可能不利于发展。

C：我觉得未来医学论坛，不论是有结论没结论，有方向没方向，或者其实未来就是针对人的健康的自由论坛。各种学术思想各种适宜技术都能在这儿展现的论坛。资本的力量是很大的，这个实在没有办法，我们谁也逃不掉。我一直在说，我们怎么能赶上这场资本盛宴？如果赶上这场资本盛宴，不要小视资本的力量，一定能够在这个论坛里会有能够给未来医学提供很好的助力的机构，来推动有些实打实的项目落地。刚才谈到要成立一个教育机构，这也是咱们论坛的未来的一个有内容的东西。

6. 对论坛的倡议和期望

Z：我觉得这个论坛是不是可以形成一种倡议，这个倡议可能是在学术里面产生影响的创意。我觉得有这么几个倡议，第一个就是注重人体新陈代谢及其调节能力的研究，刚才我说到，当今的理化检测不关注时间，因为他的基本观点就是结构影响功能，结构的变化引起功能改变这句话是一点错也没有，但是功能的改变未必是结构的改变，我们的新陈代谢，我们的调节机制发生改变的时候，照样可以引起功能的改变。后者是注重时间的，时间特性是重要的，所以我想第一个倡议就是注重人体新陈代谢和调节机制的检测方法的研究。

第二个，我可能还不同意吴教授的一个认识，我觉得未来医学应该是中西医优势互补的一个医学而不仅仅是一个中医学。西医有西医的优势,它是从结构的变化来研究人体的,中医是从代谢、调节来研究人体的,这两个是优势互补的。

第三个,我的提议就是关于中医的基本概念,基本原理的明确界定,我们应该从这些最基本的东西做起。我读了6年的中医研究生,我的导师说:"你学了6年都不懂阴阳。"然后我听听我的师兄师弟们,他们都说不懂阴阳,那就不是我们的问题,是我们老师没教会我们阴阳。

年轻老师: 我是浙江某大学的老师,刚才说到中医教育的时候,我就特别想说一件事情,我们非常热爱中医,毕生要去从事这个事业,看到在座的各位大牛们,未来医学引导中医的话,我很激动,但是呢,我们今年中医老师面对的一个很苦恼的事情,我们的很多同学同事,都不愿意留在中医院校。为什么?很多临床非常好的同学,他们不要来中医院都留在中医院校,因为中医院的考核他们通不过,中医院校对于中医学老师的考核,要科研教学,临床是在最后一位。

W: 首先我向各位老师汇报一下我自己的身份,我也是基金会的成员,我的单位有一千名员工,那么我们整个现场论坛有关的,有50个药厂,那么我们50个药厂,从原料药到中成药,再到西药中药,全产业链,我们远大集团的医药还是有一定地位的,包括我们浙江的华东医药,全国各地可能都有我们的药厂,这样的一个身份,所以我发表我这两天来的感受。

因为我是基于我们身边一些中医界的好朋友,包括像今天这样的论坛,对中医是有相对全面的了解,所以也特别相信我们中医的博大精深。还有,基于对我们自身行业的社会发展规律的认识,我认为很多的行业也好,科学也好，有它自身运行的规律。前几十年或者前一百年，为什么我们的中医走向了低潮？但是我们相信它的高度智慧，我们认为它也有自己的运行规律。我们对未来，特别对我们以中医为本的未来医学充满信心，这个信心的一个主要逻辑，来自我们全社会对医学的需求发生了根本性的改变。就我们企业来说，我们的员工主要在北京、上海、杭州、宁波四个基地，那么，我们企业现在要做的一个事情，四个地区有员工的地方，都成立我们的中医馆，为我们的员工服务，为我们员工的家属提供服务，为我们的朋友们提供中医服务。那么这种需求是怎么来的？因为我们人的需求在改变，原来我们是在分享中国宏观经济或者中国经济的红利。那么现在呢，发现身体问题，或者我们最大的需求发生了改变，除了人类继续为社会创造价值，为企业为股东创造价值，现在发现员工的健康需求已经抬到了前面，所以我相信像我们企业这样的一个情况，全社会全中国应该是一个典型案例。所以接下来的五年、十年或者二十年，对未来健康的需求会成为很多个人企业社会的一个核心需求。所以未来我们这么博大精深的中医，其实不用去担心，它未来发生的奇迹，所以我个人是特别乐观的。我这里有一个小小的建议，其实这也是大家的一个小小需求，就是怎么样让我们有名的专家、好中医能够放弃他们一些临床的时间，能够着力于我们对中医的宣传、教养和研究，因为不要每天着力于我们每天大量的临床。假如说，我们宁波的钟医生，他可能一个礼拜没多少时间留给自己，每天有看不完的病人，但是从我们做企业的认知出发，认为一个人对社会的最大价值，不是说你个人做多少，而是你把这个行业把这个事业做大，可能你的社会责任感，或者你的社会效益最大化，这是我小小的建议，谢谢。

钟医生：我是一个很纯粹的中医人，就是想说自己一点想法，因为听了很多老师讲述到的，就是中医发展到现在，应该借助于互联网迅猛发展的势头，应该利用互联网，利用电脑、网络这个平台，建立中医自身的权威的网络平台，让更多的中医人，包括一些喜欢中医的普通人来了解中医、学习中医，并且能够提供一个很高的百家争鸣的平台。这样呢，就能够打破中医那种封闭、传统的交流方式。因为我是家传中医，其实我很不喜欢大家都说是祖传秘方、传男不传女什么的。这样其实只能增加大众对中医的神秘感，从而带来不必要的不信任，这样反过来倒伤害了中医。技术化、透明化才是真正有利于中医的发展，我就说这一点。

　　参与本书第二部分讨论的人员（姓名不分先后，后附部分照片）主要有：陈其广、刘保延、李灿东、尹岭、郭清、陈元平、左常波、杜嚻、吴健雄、张润杰、薛史地夫、盖建民、Claudine、Sylvie、张拥军、李辛、张启明、郑伟达、李舜南、郭松鹏、石浙明、吴向东

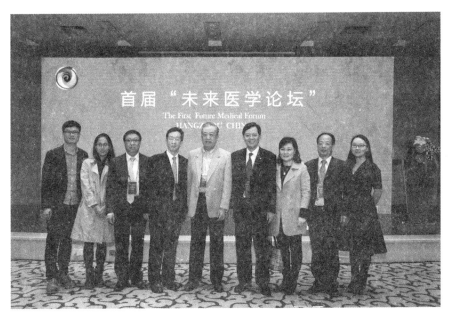

首届未来医学论坛部分嘉宾合影

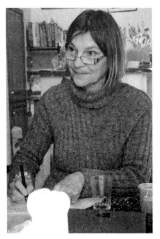 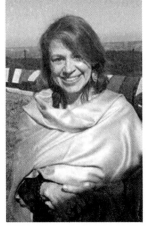

Claudine   Slyvie（斯利维）

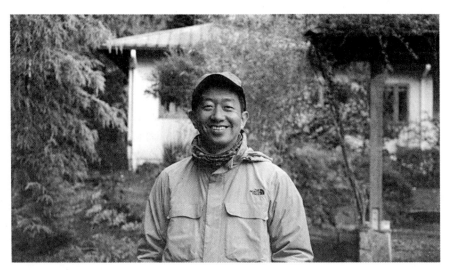

李辛

后　记

1. 开启传统与科学结合之路

我出生在一个幸运的时代，从 1992 年就开始参与中国的证券期货市场，作为第一代的股民和期民获得了很大的成功。开始工作后的第一个十年，我实现了财务自由，可以说我买回了自己的时间。读书、不断地思考和学习、还有一点点好运气，帮助我在短时间内建立了一套投资哲学和实践技巧。到 2006 年时，我的兴趣就从投资、经济学转向了数学、哲学和神学领域，对此爱因斯坦的两句话起到了非常大的作用。爱因斯坦是一位非常伟大的物理学家，他创立的相对论对我们现代科学产生了深远的影响。1952 年，他被刚成立的以色列国选为总统，但他拒绝了。"政治是暂时的，"他写道，"但方程式是永恒的。"爱因斯坦还有一句话："当我还是一个相当早熟的少年的时候，我就已经深切地意识到，大多数人终生无休止地追逐的那些希望和努力是毫无价值的……由于参与这种追逐，他的胃是有可能得到满足的；但是，一个有思想、有感情的人却不能由此而得到满足。"这两段话对我的刺激和启发是非常大的，人生短暂，不能把大量的时间消耗在单纯的追逐欲望的道路上，而且实际上这些欲望是永远不会完全得到满足的。

大概从 2007、2008 年开始，我将日本学者、印度学者、中国学者从不同角度撰写的佛陀学说和生平介绍翻阅了一遍，力求全方位地感知作为一个人、作为一位伟大学者的释迦牟尼，到 2009 年开始进行比较实际的禅修。刚开始仅仅是有一些身体上的体验，但慢慢随着禅修过程的深入，身体内的能量也在逐渐积聚。到 2012 年，我开始选择在山上居住禅修，也就是在这一年，我们成立了林泉高致书院，并从经济工作中抽身出来，把全部的精力和部分财力用到恢复传统文化上。随着现代生活方式的改变，中华文明面临着失根和断层的问题，必须有人用新的方式和语言把原有的智慧进行传承和重新编译，以更便于理解的方式加以阐述和继承，实现文化断根的续接。因此我们成立林泉高致书院，培养年轻人用新的、科学的、当代的语言实现旧有经典的传承、转译和完善。2014 年，我们又建立了天景生公益基金会，开始对中医和教育进行公益支持，认识和结缘了越来越多志同道合的专家、老师和科研人才。

70 年前后出生的人无疑是幸运的，刚好赶上社会大发展的时代，享受了改革开放的成果，我们认为幸运应该和感恩分享在一起才是真正的幸运，社会竞争是激烈的，但是胜出者不应该只是社会的批评者，应该是感恩和回馈的实践者，只有善行才能带来善行。

公益一定是公众之利益，推动社会进步是最大的公益，我们常常祈愿天景生成为一个焦点，结缘各界知识精英，为国家为社会各阶层提供绝对价值。

2. 我的主要工作架构

目前的工作主要是在下面几个机构，在这些机构我担任了一定的职务，同时也是研究上和公益理想上有兴趣的几个方面：

（1）林泉高致书院

书院的宗旨是继承传统智慧，追求绝对价值，远离利益烦恼，共度无余涅槃。书院致力于收集整理有价值的经典，结识、集合仍在坚持运用中华道文化的中医、周易、风水等方面的现存人才。

（2）北京贝亿安泰医学研究院

我担任研究院的董事长职务，研究院主要工作是开展中医研究，包括传统中医诊法、中医治疗方法、红外检测和脉法结合等方面的研究。

（3）昭光科技

这是我们开展物理学探索的平台，与朱一心教授共同进行传统智慧和物理学交融方面的研究，并对目前研究热点进行整理和思索，同时对深刻影响近代文明进程的许多重要实验重新认真实践和重新理解。

（4）体光科技

主要开展利用人体光学指标揭示人体生命信息及能量方面的研究，同时根据获得的成果推广所衍生出一系列的用于服务社会、奉献社会的产品。

（5）天景生健康咨询医馆

主要进行临床实际诊疗，我们愿意接受一些疑难病例。通过临床来验证和检验新技术、新方法，带来对医学和科学新的启发和思考。由于门槛和收费的关系，我们接待的都是求治了多家医院效果不佳的疑难病症，在想办法治愈患者的过程中，我们自己不断地学习和思考古人的经典和其他老师的方案，思考生命现象的本质和医学行为的作用。

此外还有天景生公益基金会和文德公益基金会，我们支持教育、医学和科学相关项目，期间会有很多新的碰撞与火花。总的来说我目前的工作和研究是紧密结合在一起的。通过进入一个比较深入的冥想阶段，我可以把许多问题思考和领悟非常清楚。很多科研工作者把这种能力叫做抽象思维，然而经过训练的冥想远远超过普通的抽象思维的思考能力，两者的差距有如 E7 和 386 的差距。借由红外断层技术，这种差距可以直观地反应在 TTM 的图像中。

3. 现代文明体系反思

（1）文明的表达

人类历史上的精英们为后代留下了宝贵的知识财富，都是以添砖加瓦的心态，留下的以内容居多，真正关注表达形式的不多，学识所限，据我所知比较有名的当属黄帝、秦始皇、维特根斯坦。

表达方式反映认知视角，观察角度即是受限角度。例如物理学和化学的课本、标准学术文献在表述物体和物质的时候，均是按照气体、液体、固体三态划分。所谓的科学，其核心是以眼、鼻、耳等感官接触认知为基础的描述和认知体系，形状、形态、颜色、味道等直观感受，讲究眼见为实、是以人类感知为基础的文明体系。

根据解剖学的实践，西方人认为人体是一样的，中国的知识分子普遍也接受和认同这个结论，所以中国古代的黄帝庄子里的描写被当作神话传说来对待。中华文明的始祖黄帝在《内经》里把人分成真人、至人、圣人、贤人、凡人五种，当然不同的人有不同的能量和结构，感知到的世界是不同的，表达也不同。《道德经》、《阴符经》和《皇极经世》等许多著作，对普通的中国人来说文字都认识，但意思却是云里雾里。从表面上看东西方有明显的不同，实际的情况只能说人体的解剖状态反映静态的人体结构状态，而作为活动的生物，人的能量状态可能是更好的表达。

（2）微观世界和精微之学

中西文明的接触大概从一百年前开始，但是真正的中西方文明大交流是这一二十年的事情。交通的便利带来了相互之间留学与工作的交流，中西文明正处在一个非常重要的时空节点，无论是借助工具进入微粒世界，还是中国古人感知的精微世界，其实都已经远远脱离我们凡人的感知经验范围。新的真相、新的规律将不断呈现，未来也许是比文艺复兴更加激动人心的时代。

4. "未来医学论坛"的缘起

"未来医学论坛"倾注了许多同道的心血，尤其是杨炳忻教授。人生中有许多重要的相逢，与杨老师的见面就是其中之一：杨老师在主持了17年的香山科学会议后一直有一个遗憾，在见到和经历了太多的不同学科碰撞后，发现每一次专业的学术会议上，争论越来越多，方向却越来越不明确。就像每一个专家都熟知北京的一条胡同，了解非常深入，但是北京的全貌却无人知晓。具体到医学这个课题来说，杨老师从小就与很多中医接触，始终存在着对我国中医事业未能发展起来的遗憾，还有发展医学并付诸行动的勇气和情怀。很幸运，我们相遇在最合适的时间，可以说共同的理想，人生的经验，社会的担当让我们聚集在公益的旗帜之下。

对于我本人来说，我有一个既推崇专业化分工又反对专业化分工的看似矛盾的思想。随着社会专业化分工的深入化和精细化，效率毋庸置疑是提高的，毕竟每一个细节只需要一个具体的人重复去做，而他往往只需要通晓一种知识和技能，通过重复不断地积累和深化自然能够达到很高的水平。但这样做的缺点在于会造成其全面能力的衰弱，以至于无法完整的理解社会。专业化会带来很多的好处，现代的物质丰富得益于此，但深度的加强带来的往往就是广度的减少，这时需要有人把所有的信息碎片串联起来。逆专业化，需要广度，需要在不同的知识领域里吸收经验和营养，开拓人的视野，从而增加对专业领域的见地。为什么很多时候方向比勤奋更重要，方向走得对，哪怕慢一些，也会达到正确的目标，而方向不对时仍一味地努力是非常可怕的。

因此，我们希望通过把不同背景的专家、教授聚合在一起，借助每个人的学识，通过相互的交流、摩擦、碰撞，产生思想的火花，共同把未来医学的发展方向看得更清楚，同时实现论坛的三个超越：第一个超越是东方智慧和西方科学联合碰撞的超越，第二个超越是自然科学和社会科学联合碰撞的超越，第三个是人类躯体和宇宙整体大系统联合碰撞的超越。相信这些超越会使我们的专家、我们的体系，发展到比现存任何一个固有体系都强大的阶段。希望我们的"未来医学论坛"能够对整个人类文明发展做出重要的贡献，尤其是当今时代，世界历史已经进入中国时刻。

杜罴

2016 年 7 月